자연치유력으로
120세 천수(天壽)하는

건강과 면역

심현국 지음

대양미디어

자연치유력으로 120세 천수(天壽)하는

건강과 면역

초판인쇄   2021년 2월 19일
초판발행   2021년 2월 25일

지은이 ｜ 심현국
펴낸이 ｜ 서영애
펴낸곳 ｜ 대양미디어

출판등록 2004년 11월 제 2-4058호
04559 서울시 중구 퇴계로45길 22-6(일호빌딩) 602호
전화 ｜ (02)2276-0078
팩스 ｜ (02)2267-7888

ISBN 979-11-6072-075-4 03510
값 15,000원

자연치유력을 살리면
120세까지 건강하게 살 수 있다

인간은 자연치유력을 높이면 120세까지 살 수 있다. 인간을 포함한 포유동물의 일반적인 수명은 성장 기간의 5~6배라고 한다.

세계에서 가장 장수한 역사적 인물로는 '영국의 토머스 파 (Thomas Parr 여, 1483년에 태어나 152세까지 생존, '세계적 장수촌인 코카서스(러시아연방 남서부 지역의 흑해와 카스피해 사이에 위치)의 스히라리 무스리모프(Shirali Muslimov 남, 1805년 출생, 160세까지 생존, 일본신문 등 해외토픽으로 세계 최장수인으로 보도됨)'등으로 알려져 있다.

1908년 면역계에 관한 연구로 노벨 의학상을 수상한 러시아의 '엘리 메치니코프(Elie Metchnikoff)는 인간의 한계수명을 150세로 예상' 했다.

지금부터 1만 년 전인 신석기 시대에는 인류의 수명이 15세에 불과했고 로마시대에는 35세, 1938년 조선시대에는 남자33세, 여자36세(1938년 10월 12일 동아일보) 정도였다.

2017년 경제협력개발기구(OECD)발표 한국인 기대 수명은 82.7세(남79.7세, 여85.7세)로 회원국 중 5위(보건복지부 2019년 자료)로 밝혀졌다. 이는 1970년 한국인 기대수명 61.9세 대비 47년 만에 20.8년이 늘었다. 이를 또 1938년과 비교하면 79년 만에 무려 48세가 늘어 인류 역사 이래 실로 경이적인 일이 아닐 수 없다.

한국에서는 40여 년 전만 하여도 회갑, 칠순 잔치가 장수의 상징이 었는데 반해 지금은 평균수명이 83세에 이르니 일반적인 생일과 다름 없이 조용히 지나가고 있지 않은가? 금세기 중반이면 인류의 평균 수 명은 90세에 이르게 될 것이며 100세를 축하하는 잔치를 심심치 않 게 보게 될 것으로 예상된다.

필자는 세계의 장수지역에 사는 장수자를 비롯해 우리나라의 장수 하는 사람들은 일반인들과는 다른 특이점이 있음을 알아냈다.

이에 2017년 3월부터 12월까지 10개월에 걸쳐 서울을 비롯해 제주 까지 전국의 100세 장수인 50명(평균98.7세)을 찾아 그들의 식습관과 생활습관 등 20여 가지 이상의 문답을 통해 장수인들의 특이점을 연 구 조사하여 이를 논문으로 발표한 바 있다. 참고로 인터뷰에 응한 장수인들은 (2명은 치매 초기증세를 보였음) 특별히 아픈 곳 없이 건 강하게 일상생활을 하는 공통점이 있었다.

우리나라도 머지않아 110세, 120세의 초 장수인들이 현재의 100세를 사는 사람의 수만큼이나 우리 주위에서 쉽게 보게 되는 시대가 곧 올 것이다. 그러기 위해서는 초 장수 시대에 맞는 '건강법, 생활 방식 또한 이전과는 확연하게 달라져야 한다.'는 게 필자의 생각이다.

끝으로 이 책을 접하는 분들과 함께 100세는 물론 120세에도 건강 한 몸으로 삶의 질을 계속 높여나가고, 궁극적으로는 건강사회의 기 반을 다지는 데 바른 길잡이가 되기를 소망하며 쓰게 되었다.

2021년 02월
심 현 국

차 례

제 6 장 ┃ 물 · 햇빛 · 공기 천혜의 자원에 건강이있다

사상체질과 음식 | 제 7 장

5장6부를 좋게 하는 방법 | 제 8 장

건강을 지켜주는 음식 궁합 | 부 록

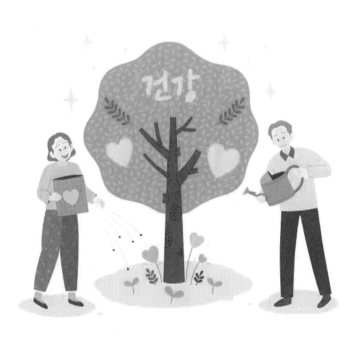

자연치유력

자연치유력으로 면역력을 높이면 120세까지 건강을 지킬 수 있다

1. 인류 유전자의 역사적 진화와 이해

인류가 직립보행을 시작한 때는 지금으로부터 약 700만 년 전으로 수많은 세월에 걸쳐 진화에 진화를 거듭하여 오늘에 이르렀고, 미래에도 끊임없이 진화해 나갈 것이다.

인간이 태어나서 100년을 산다 해도 700만 년 기간에 비하면 1/70,000의 극히 짧은 기간에 지나지 않는다. 그 이전의 헤아릴 수 없는 기간까지 고려하면 100년이란 시간은 순간에 불과하다.

인체의 5장6부를 비롯한 모든 기관의 기능은 오랜 시간 필요에 따라 동형반복(작용)을 하면서 진화를 거듭하여 오늘에 이르렀다.

농경사회가 정착되어 먹을 것이 비교적 안정적이었던 기간은 약 3,000여 년으로 그 이전의 시간은 수렵과 채취를 위해 매일 약 8km 정도를 이동해야 했고, 해가 지면 자고, 해가 뜨면 움직이는 생활이었지만 늘 굶주림에 허덕여야 했다.

사냥을 통해 얻은 소중한 지방은 오래도록 간직하고 이를 사용하기 위해 몸에 비축해 놓는 기능이 생겼고, 지금은 소금이 값싸고 구하기 쉽지만, 그 오랜 기간 소금이 귀하여 한번 우리 몸에 들어온 소금은 신장으로 하여금 일정부분 잡아두게 진화하였다. 힘센 동물의 공격, 부족 간의 싸움으로 얻은 상처나 먹을 것을 구하다 난 상처는 생명을 유지할 목적으로 (죽지 않게 하기 위해) 응고 되게 진화했다.

그러나 현대사회는 문명이 크게 발전하여 이동 수단이 편리해졌고, 먹을 것이 풍족해졌으나 환경의 변화 등으로 생기는 각종 질병은 우리 몸의 유전자 역사에 반하여 생기게 되는 필연적인 현상으로 볼 수 있다.

따라서 건강해지고 싶으면 우리 몸의 유전자 역사에 순응하는 생활 방식으로 바꿔 나가야 한다. 즉 많이 움직이고, 적게 먹고, 충분히 자고, 싱겁게 먹는 등 이는 한국뿐 아니라 세계적인 장수인들의 공통점이기도 하다.

장구한 시간에 걸쳐 진화된 인체의 각종 유전자의 역사적 기능이 천 년, 1만 년의 아주 짧은 기간으로는 바뀌지 않기 때문이다.

2. 건강 관련 선인들의 명언과 예언

✛ 장 자크 루소(Jean Jacques Rousseau.1712~1778.프랑스의 사상가 · 철학자)의 불변의 건강법 "노동과 절제는 최고의 의사다" 현대과학이 증명하는 최고의 건강법인 '운동과 소식'과 일치하는 말이다.

✛ 히포크라테스(Hippocrates, 기원전 460~377) 의학의 아버지라 불리는 히포크라테스는 "인간은 자연에서 멀어질수록 병에 가까워진다."고 설파했다.

고도로 발달된 현대문명이 자연치유력을 빼앗는 결과를 가져와 풍요속에 질병을 가져왔다.

✛ 이제마(李濟馬 1837~1900 한의학자)의 사상의학(四像醫學)

"사람마다 체질이 다르며, 체질에 맞게 음식을 섭취해야 건강해지고, 질병치료 또한 체질에 맞게 해야 좋은 효과가 나타난다."고 했다.

100년 전 이제마가 설파한 최고의 건강법은 '사상체질'에 근거를 두고 있으며, 100여 년이 지난 현재 실증적으로 입증되었다.

이제마의 사상의학(四像醫學)과 허준의 동의보감(東醫寶鑑)은 동양이 낳은 불세출의 걸작이다. 오랜 역사가 반복되어도 인류의 건강에 크게 기여하게 될 것이다.

✛ 토머스 에디슨(Edison Thomas Alva Edison 1847~1931)의 예언 "미래는 약으로 환자를 치료하기보다 식품을 통한 치료를 하게 될 것이다"

에디슨은 자연에서 채취한 식품을 통한 치료는 부작용이 없는 최고의 치료 방법임을 간파했다고 볼 수 있다.

3. 사람마다 수명의 차이는 왜 나는 것일까?

'동의보감'에 따르면 첫째, 천명(天命)이 다르기 때문이다.

천명은 부모를 통해 실현되며 아버지는 하늘이고, 어머니는 땅이 된다. 아버지의 정(精)과 어머니의 혈(血)이 합쳐져 아이를 만든다.

부모의 원기가 양호하면 그 자녀는 오래 살 수 있다. 반면에 부모의 원기가 모두 약하면 보양을 잘한다 해도 짧은 수명을 면할 수 없다.

이런 주장은 '좋은 유전자를 받아야 오래 산다'는 오늘날의 일반적 견해와 일맥상통한다.

둘째, 섭생(攝生)의 차이다. 비록 최상의 유전자를 가지고 태어났다 하더라도 음식을 제대로 섭취 하지 못한다면 천명대로 살 수 없다.

백세 수명을 누리고 사는 사람은 나름의 이유가 있다. 그들은 양생하는 도리를 알아 음양의 이치를 거스르지 않았고, 몸 단련 등 자기관리를 소홀히 하지 않았다. 또 음식을 먹는 데도 절제가 있었으며 일상생활은 규칙적이었다. 동의보감은 섭생의 도리를 실천해야 함을 강조한다.

셋째, 맥의 형상만으로도 오래 살고 일찍 죽는 것을 가려낼 수 있다 하였다. 즉, 성질이 급하면 맥도 급하고, 성질이 느긋하면 맥도 온화하다. 맥이 늘어지고 느리게 뛰면 오래 살고, 맥이 급하게 자주 뛰면 오래 살지 못한다. 맥이 급하고 자주 뛰는 사람은 기혈이 허해지기 쉽고, 몸 안 생명의 기틀이 멎기 쉽기 때문이다. 반면에 맥이 느리고 늘어진 사람은 기혈이 고르고 생명의 기틀이 잘 상하지 않는다.

동의보감은 이 같은 맥 현상의 이치를 옛 철인이 말한 밀물과 썰물을 인간의 호흡에 비유했다. '바다의 밀물과 썰물은 천지의 호흡으로 하루 두 번 오르내릴 뿐이지만, 사람은 하루에 13,500번 정도의 숨을 쉰다.

따라서 천지의 수명은 오래가고 끝이 없지만, 사람의 수명은 아무리 길어도 100세를 넘기지 못한다'는 말과 같다.

동의보감이 밝히는 의도는 분명하다. '정신을 딴 데 쏟지 말고, 느긋하게 살라'는 충고다. 그러면 오래 살지니...

넷째, 외형과 피부색에 따라 수명의 차이가 난다.

• 키 큰 사람은 작은 사람만 못하다.

 - 우람한 사람은 왜소한 사람만 못하다.

- 살찐 사람은 마른 사람만 못하다.
  - 살찐 사람은 습한 기운이 많아 생명력을 잠식하며, 마른 사람은 불기운이 많아 생명력을 지닌다.
- 얼굴 피부색이 흰 사람은 까만 사람만 못하다.
  - 흰 사람은 폐기운이 허약하고, 까만 사람은 신의 기운이 풍족하여 수명에 차이가 난다.
- 여리게 행동하는 사람은 씩씩한 사람만 못하다.

4. 현대사회의 건강과 장수 사이의 함수(역학)관계

- 첫째, 균형 있는 식단으로 소식.
- 둘째, 적절한 운동.
- 셋째, 충분한 수면.
- 넷째, 깨끗한 물 섭취.
- 다섯째, 햇볕 쬐기(일광욕)
- 여섯째, 깨끗한 공기.
- 일곱째, 스트레스.
- 여덟째, 금연과 절주.
- 아홉째, 가족 및 원만한 대인관계와 환경이 건강과 장수에 미치는 영향이 매우 크다.

100세 장수인들의 장수비결

저자는 2017년
3월~같은 해 12월까지
10개월에 걸쳐 전국의
100세 장수인
50명(평균나이
98.66세)을 직접 만나
문답을 통하여
조사하고 이를
논문으로 발표했다.

100세 장수인들의 장수비결은 아래 표와 같았다.

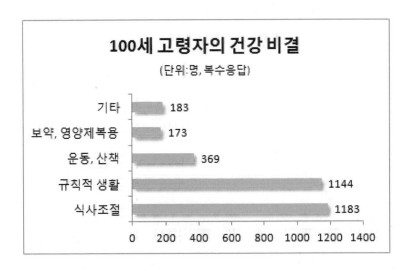

100세 고령자의 건강 비결

(단위:명, 복수응답)

기타	183
보약, 영양제복용	173
운동, 산책	369
규칙적 생활	1144
식사조절	1183

0 200 400 600 800 1000 1200 1400

1. 한국 100세 장수인들의 장수비결

1) 우리나라 장수인들의 생활상의 공통점은 다음과 같았다.

첫째, 즐겨 먹는 식품으로는 채식을 가장 선호했다.

둘째, 식사의 양은 소식.

셋째, 응답자들의 하루 평균 수면 시간은 9시간 22분으로 충분한 수면을 취했다. (낮잠 1시간 포함)

넷째, 운동으로는 걷기(산보)가 가장 많았다.

다섯째, 하루 물 섭취량은 1L정도로 보통이었다.

여섯째, 식사 시간은 40분 이상으로 천천히 하는 편이다.

일곱째, 음식의 간은 싱겁게 먹되 맵지 않은 음식을 선호했다.

여덟째, 하루 햇볕 쬐는 시간(일광욕 또는 햇빛에 노출된 시간)
이 많았다.

아홉째, 성격은 긍정적인 성격이 많았다.

2) 한국 100세 장수인과 일반 중장년의 특징 비교(표2)

(100세 장수인과 일반 중장년 각각 50명 비교분석표)

	즐겨먹는식품	식사량	물 섭취량	식사 시간	음식의 간	음식의 매운맛 정도	수면 시간	운동	성격	햇빛쬐기
장수인	채식 (50.0)	소식 (58.0)	보통 (52.0)	느리게 (44.0)	싱겁게 (46.0)	안맵게 (58.0)	9시간 22분	걷기 (44.0)	긍정적 (56.0)	많이 (68.0)
일반인	육식 (44.0)	보통 (80.0)	보통 (66.0)	보통 (56.0)	보통 (76.0)	보통 (72.0)	6시간 54분	걷기 (40.3)	긍정적 (74.0)	조금 (52.0)

장수 노인들의 건강생활에 미치는 요인에 관한 연구(심현국.박사학위 논문)
(95세 이상을 중심으로) 54P. 2018.

일반 중장년층은 주로 육식을 선호하는 데 비해, 100세 장수
인 들은 채식을 선호했다. 음식의 양은 주로 소식이었고, 일부
장수인은 두 끼 식사를 하는 이도 있었다.

100세 장수인들의 특징으로 특히 충분한 수면을 취했다. 충분한
수면은 면역력을 높이는 최고의 방법임을 장수인을 통해 입증되
고 있다고 본다. (수면의 효과에 관하여는 '수면 편'에서 자세히
설명)

100세 장수인 들은 '걷기'뿐 아니라 '텃밭 가꾸기', '마당 풀 뽑기', 집안에서도 늘 움직이는 등 모두가 '부지런하다'는 공통점이 있었다.

물 섭취는 1L로 보통이었으나 나이, 체중에 비하면 많이 섭취하고 있는 것으로 나타났고, 식사는 천천히 오래 씹어 먹고 있어 과식 예방과 소화 촉진, 치매 예방 등 건강에 긍정적인 영향을 주고 있다고 판단된다.

'싱겁게, 덜 맵게' 식사하기는 위 보호와 성인병 예방에, '햇빛 많이 쬐기'는 뼈 건강, 혈류촉진, 행복 호르몬인 '세로토닌' 분비, 항우울, 살균, 수면촉진 등 면역력 증가에 긍정적 효과를 미칠 것으로 여겨진다.

긍정적인 성격과 원만한 대인관계는 일상생활에서 스트레스를 덜 받는 데 영향을 주고 있다고 하겠다.

2. 우리나라의 100세 장수인들 나름의 장수비결에 대한 문답

지역/서울. 김형석(102세 남). 연세대 명예교수(인터뷰할 당시 98세)

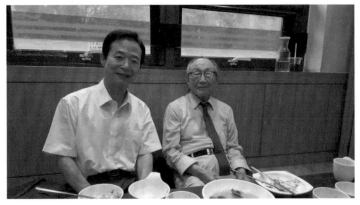

김형석(연세대 명예교수. 102세)와 필자

문 : 주식으로 드시는 식사는 어떤 밥을 주로 드시는지요?

답 : 쌀밥, 잡곡밥 특별히 가리지는 않아요.

문 : 식사의 양은 어느 정도인가요?

답 : 균형 있게 먹으려 하고 소식하는 편이에요.

문 : 식사 시간과 식사 속도를 알고 싶습니다.

답 : 아침은 6시 30분에, 점심은 12시 30분, 저녁 식사는 오후 6시 30분에 규칙적으로 하는 편이고 보통 속도로 합니다.

문 : 육식·채식·해산물 중 특별히 선호하며 즐겨 드시는 게 있는지?

답 : 특별히 가리는 것 없이 다 잘 먹는 편입니다.

문 : 평소 하시는 운동은?

답 : 수영과 산보, 집안에서 오르내리기를 자주 합니다.
('버스 한 정거장 전에 내려서 걸어가기도 자주 한다'고 밝혔다.)

문 : 잠은 어느 정도 주무시나요?

답 : 보통 11시쯤 자고 6시쯤 일어납니다. 낮잠을 30분 정도 자기도 합니다.

문 : 물 섭취는 어느 정도 하시나요?

답 : 보통 정도 마십니다.

문 : 음식의 간은 어느 정도이며 매운 음식도 잘 드시는지요?

답 : 음식의 간은 싱거운 정도로 먹고 맵지 않게 먹습니다.

문 : 술, 담배의 여부와 특별히 즐기는 차(茶)가 있는지 궁금합니다.

답 : 술과 담배는 둘 다 하지 않고 차는 커피를 마십니다.

문 : 건강을 위해서 특히 중요하다고 생각하시는 것은 무엇인가요?

답 : 틈나는 대로 많이 움직이고, 다른 사람들과 유대를 맺고 교류하면서 소통을 하지만 모든 일에 있어서 절대 무리하지 않습니다. 운동을 할 때에도 10% 정도의 기력은 남겨두려고 합니다.

김형석 연세대 명예교수는 많은 사람들로부터 존경을 받는다. 이 시대를 살아가는 후학, 후배들이 닮고 싶어 하는 롤 모델이기도 하다. 특히 "사람은 성장하는 동안은 늙지 않는다."라는 말은 나이를 초월한 얼마나 멋진 말인가.

존경받고 품위 있게 노년을 보내면서, 지금도 왕성한 집필활동과 강연을 통해 소통하고, 타인을 배려하고 존중할 줄 아는 열린 마음과 매사 긍정적인 사고는 현 시대를 사는 사람들에게 귀감이 되고 남는다. 이 같은 생활은 '항노화'의 명약과 다름없다 하겠다.

이 인터뷰는 필자와 식사를 하면서 자연스럽게 이루어졌고, (2017. 7.15) 식사 습관뿐 아니라 모든 생활면에서 '절제'가 배어 있음을 느낄 수 있었다.

지역/서울 영등포 k 장수인 (100세. 여)

문 : 즐겨 드시는 음식과 식사의 양은 어느 정도인지?

답 : 음식의 종류는 가리지 않고, 식사는 하루 세 번 시간에 맞춰 먹되 양은 적게 먹는 편입니다.

문 : 하루 수면 시간은?

답 : 저녁 10시쯤 잠자리에 들고, 해 뜰 때 그러니까 6시쯤 일어나요. 12시쯤 잘 때는 아침 8시까지 푹 자요.

문 : 하루 운동량은 어느 정도인지?

답 : 일요일만 빼고, 매일 경로당에 나와서 30분 정도 햇빛을 보며 걷고, 경로당에서는 주로 화투 놀이를 하고 지내요. (인터뷰를 할 때에도 화투 놀이를 하고 있었다)

　　스트레칭을 좋아해서 앉아서 발이 어깨까지 올라가고, 앉아서 머리는 바닥에 닿아요. (함께 화투 놀이를 하던 분이 말해줌)

　　손은 수시로 주무른 답니다.(인터뷰 중에도 손을 계속 주무르고 있었다.)

문 : 평소 마시는 물의 양은 어느 정도인지?

답 : 물은 수시로 마십니다. 많이 마셔요. 경로당에서 커피도 가끔 먹고.

문 : 술, 담배는 하시나요?

답 : 담배는 피워본 적이 없고, 술은 한잔 정도는 해요.

문 : 음식은 어떻게 드시나요?

답 : 모두 싱겁게 먹고, 매운 것은 안 먹어요.

문 : 아파 본 적이 있나요? 아플 때는 어떻게 대처하시는지?

답 : 체해 본 적은 있지만, 평생 약을 먹어본 적이 없어.

문 : 그래도 쉽게 낫지 않을 때는 어떻게 했나요?

답 : 그럴 때는 한 끼나 두 끼를 굶으면 다 나았어요.

위 장수인은 약간 마른 편이나 건강해 보였고, 표정이 밝았다. 아들 내외와 함께 살고 있었다. 젊은 사람만큼 몸이 유연했다 특히 손을 수시로 주무르는 습관은 혈액 순환과 치매 예방에도 좋은 방법이라 여겨진다.

사례 3

지역 / 강원도 평창 k 장수인 (100세. 남)

문 : 주식으로 드시는 음식과 양은 어느 정도인지?

답 : 쌀밥, 잡곡밥, 면 등 가리지 않고 먹지만, 야채를 좋아해요.
식사는 세 끼 꼬박 챙겨 먹고, 적게 먹는 편이지요.

문 : 취침 시간과 일어나는 시간이 궁금합니다.

답 : 9시면 자고, 아침 6시면 일어나요. 낮잠도 잠깐 잠깐씩 자고.

문 : 따로 하시는 운동이 있나요?

답 : 동네를 수시로 걷고, 텃밭 채소 가꾸는 일을 늘 해요.

문 : 하루 물을 마시는 정도와 햇빛에 노출되는 시간은?

답 : 물은 보통 정도 마시고, 햇빛은 텃밭 일을 하니까 많이 쬐는 편이지요.

문 : 스스로 생각할 때 어떤 성격이라고 생각하는지?

답 : "성격이 급하고 밥도 빨리 드신다"고 옆에 있던 아들이 대답)

문 : 술, 담배는 하시나요?

답 : 담배는 전혀 안 하고, 술은 두세 잔 정도 합니다.

문 : 좋아하는 음식과 음식의 간의 정도는?

답 : 찌개 종류를 좋아하고, 짜거나 싱겁지 않게 보통 정도로 먹습니다.

위 100세인은 마른 편이며, 아들 부부와 함께 산다. 식사를 잘 드신다고 한다. 100세 나이에도 텃밭 일을 하고, 늘 동네를 한 바퀴 걷고, 잠을 충분히 자는 일상이 건강의 비결로 보였다. "청력이 나빠 크게 말해야 알아들었다.

지역 / 경북 문경 S 장수인(108세. 여)

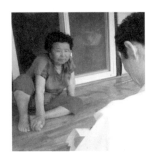

문 : 주식으로 드시는 음식과 한 끼 식
   사량은 어느 정도인가요?

답 : 쌀밥, 잡곡밥 등 가리지는 않아요.
   밥은 하루에 두 끼만 먹어요. 90
   살 때부터 두 끼 먹기 시작했고,
   집앞 텃밭에서 직접 키운 채소를
   늘 반찬으로 먹어요.

문 : 두 끼만 드시는 이유가 있나요?

답 : 세 끼를 먹으면 소화가 잘 안 돼. 90 넘어서부터 하루 두
   끼만 먹는데, 속이 편안하고 좋아.

문 : 두 끼는 각각 몇 시에 드시나요?

답 : 아침 7시에 한 번, 오후 5시에, 이렇게 하루 두 번 먹어요.

문 : 잠자리에 드는 시간과 일어나는 시간은?

답 : 저녁 8시~9시쯤 자요. 아침엔 6시에 일어납니다.
   잠은 비교적 푹 자는 편이고, 낮잠도 1시간 잡니다.

문 : 그러니까 밤에 아홉 시간 이상 자고, 낮에 1시간, 하루 10시
   간 이상 자고 계시네요.

답 : 네 많이 자요

문 : 건강을 위해 하시는 운동이 있으신가요?

답 : 동네길 걷기, 그리고 집 앞 채마밭에서 늘 일해요.
　　거기서 나는 야채를 된장에 찍어 밥반찬 해요

문 : 하루 마시는 물의 양과 식사하시는 속도는?

답 : 많이 마셔요, 수시로. 밥 먹는 시간은 보통 속도로 먹지요.

문 : 육식, 채식, 해산물 등 평소에 즐겨 드시는 것이 있나요?

답 : 채식을 좋아해서 늘 먹어요. 구하기 쉽고.

문 : 음식의 간과 매운 맛 정도는 어느 정도인가요?

답 ; 싱겁지도 짜지도 않게 먹어요. 매운 것도 좋아해요.

문 : 현재 아픈 곳은 없나요?

답 : 특별히 아픈 곳은 없는데, 작년부터 무릎이 아파

위 백세인이 사시는 지역은 해발 500m로 북쪽으로는 높은 산이 북풍을 막아주어 겨울에도 비교적 따뜻한 청정지역이다. 물, 공기, 기후 등 오염원 없는 지역에 살고 있었다.

이런 곳에서 장수인은 알맞은 식사와 충분한 수분 섭취, 늘 일하면서 움직이고 충분한 수면 등이 더해져 건강한 장수인의 삶을 살아가고 있었다.

지역 / 제주도 북제주 G 장수인(99세. 남)

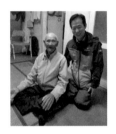

문 : 주로 많이 드시는 밥과 식사량이 궁금합니다.

답 : 쌀밥과 잡곡밥을 주로 먹는데 적게 먹어요. 젊었을 땐 많이
　　 먹는 편이었고...

문 : 식사하는 속도를 스스로 생각해보신다면 어느 쪽인지요?　빠르
　　 다고 느끼시나요, 아니면 천천히 한다고 생각하시나요?

답 : 천천히 꼭꼭 오래 씹어 먹어요.

문 : 물은 어느 정도 마시나요?

답 : 물은 수시로 마시는데 많이 마시는 쪽이에요.

문 : 육식, 채식, 해산물 중 자주 섭취 하는 식품은 무엇인가요?

답 : 해산물과 채식을 좋아하고 많이 먹어요.

문 : 음식의 간과 매운맛 정도는 어떠한가요?

답 : 싱겁게, 맵지 않게 먹습니다.

문 : 평소에 하시는 운동이 있나요?

답 : '걷기'와 집 근처 공원의 각종 운동기구를 이용해요.

문 : 잠은 얼마나 주무시는지요?

답 : 저녁 8시면 자고, 5시면 일어나요.

문 : 술과 담배는 하시나요?

답 : 둘 다 안 해요. 70 중반에 둘 다 끊었어요.

문 : 햇볕을 쬐는 양은 어느 정도 인가요?

답 : 많이 쬐지요. 걷거나 운동을 할 때 , 그 외에도 수시로.

문 : 마을회관이나 경로당에도 나가시나요?

답 : 전에는 가기도 했는데 지금은 안 가.

문 : 왜 안 가시나요?

답 : 가면 동생들이 불편하게 생각하는 것 같아서 안 가.

문 : 스스로 생각할 때 현재 본인의 건강 상태는 어떠신가요?

답 : 아픈 곳은 없는데 청력이 자꾸 떨어져요.

　　　(인터뷰가 시작되자 보청기를 끼셨다)

　　　이 때 백세인이 필자에게 질문을 했다.

백세인 문 : "선생, 궁금한 게 있는데 질문해도 되나?"

필자 답 : "네, 어르신 말씀해 보세요."

백세인 문 : 그런데, 왜 여자가 남자보다 오래 살지?

　　　　　　난 오래전부터 이 게 궁금 했던 거여.

필자 : 아~, 네.

"여자가 남자보다 평균 약 7년을 오래 살지요"(남자 79세, 여자 86세. 2018년 기준) 전문가들은 두 가지 원인으로 분석합니다.

첫째, 여자가 남자보다 운동량이 많지요. 생활 속에 집안일, 청소, 설거지 등은 물론, 걷기 운동도 여자들이 많이 하지요.

둘째, 여자는 생리를 하는데, 이는 혈액의 정기적 배출과 순환으로 정혈 작용을 하는 것으로 봅니다. 여성들의 일생 동안 생리 시간을 합하면 '약 7년 정도 된다'고 합니다. 제 생각도 두 가지 다 여자가 남자 보다 약 7년을 더 사는 데 영향을 주지 않을까 하는 생각을 해 봅니다.

백세인: 아~, 그렇구먼.

　　　　다시 필자가 물었다.

문 : 건강을 위해서 가장 중요한 것은 무엇일까요?

답 : 소식으로 봐요.

위 장수인은 99세임에도 젊은이 못지않게 건강했다. 지금도 운동을 규칙적으로 하고 있으며, 특히 건강을 위해 70대 중반에 담배와 술을 끊는 등 결단력도 보였다.

'건강은 저절로 얻어지는 것이 아님'을 보여주는 사례였다. 노력 해야(자기 관리가 철저해야) 얻을 수 있는 게 바로 '건강'이라는 것을 새삼 깨닫게 하는 사례였다.

이 분은 50여 명의 장수인 인터뷰 중, 유일하게 역으로 필자에 게 질문을 한 분이다.

지역 / 전남 장성 P 장수인(99세. 여)

문 : 주식으로 드시는 밥과 식사량을 알고 싶습니다.

답 : 쌀밥과 잡곡밥을 주로 먹는데 양은 적은 편이고 하루 두 끼를 오전 10시에, 저녁은 5시에 먹어요.

문 : 식사 때 속도는 어떻습니까? 빠르게 하는 편은 아니지요?

답 : 아주 느리게 천천히 먹습니다.

문 : 육식, 채식, 해산물 중 무엇을 더 좋아 하시나요?

답 : 해산물 좋아해요. 특히 낙지, 게를 좋아합니다. 채소도 좋아해요.

문 : 음식 섭취 시 음식의 간은 어느 정도입니까?

답 : 싱겁게, 안 맵게 먹어요.

문 : 집에서 간단한 운동이라도 하시는지.

답 : 걷기를 주로 합니다.

문 : 잠은 몇 시쯤 잠자리에 들고 일어나시는 시간은?

답 : 8시면 자고 아침 6시에 일어나요.

문 : 즐기시는 취미나 놀이는 무엇인지요?

답 : 화투를 좋아 합니다.

나 : 하루 햇볕은 어느 정도 쬐시나요?

백세인: 수시로 많이 쬐요.

위 장수인은 자녀와 함께 사시며 약간 마르신 편이나 아픈 곳 없이 건강했다. 두 끼 소식에 수면 시간이 길었다. 건강 비결로 보였다.

지역 / 충북 괴산 J 장수인 (103세. 여)

문 : 어떤 밥을 좋아하세요?

답 : 쌀밥이요.

문 : 식사를 천천히 하시는 편인가요 아니면,,, 식사량은요?.

답 : 적게 먹고 빠르지도 늦지도 않게 보통으로 합니다.

문 : 육식, 채식, 해산물 중 좋아하시는 음식과 자주 드시는 음식은 무엇인가요?

답 : 채식인데, 시집와서 평생 산에서 남편이 채취해온 취나물을 많이 먹었어요. 그리고 호박국, 미역국, 시래기국도 자주 먹어요.

문 : 평소 하시는 운동은 무엇인가요?

답 : 산보와 일하기, 햇볕 쐬기를 많이 합니다.

문 : 잠은 얼마나 주무시나요?

답 : 저녁 10시에 자면 아침 6시까지 푹 자요

문 : 하루 물 섭취량는 어느 정도인가요?

답 : 보통 정도 마셔요.

문 : 음식의 간과 매운맛 정도는 어떠하신가요?

답 : 간은 싱거운 편이고, 맵지 않게 먹어요.

문 : 술, 담배는 하시나요?

답 : 둘 다 전혀 못 합니다

문 : 할머니의 건강 비결이라면 어떤 것이 있을까요?

답 : 어려운 시절이라 산에서 나는 자연산 취나물, 호박국, 시래기국, 미역국을 많이 먹어왔어요 그리고 일 많이 하고, 소식하고, 잠 푹 잘 자고 그것이 지금까지의 건강 비결이라고 생각해요.

위 장수인은 "평생 아파본 적 없고, 잠 잘 때 외에는 누워 본적 없었고, 병원에 가 본적 없고, 약 먹어 본 일 없다"고 강조했다. 아들 내외도 80나이면서도 매우 건강해보였고, 성품이 인자해 보여다.

사례 8

지역 / 경북 문경 k 장수인 (104세.여)

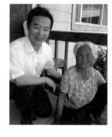

문 : 주식으로 주로 드시는 밥과 식사량 식사 속도는 어느 정도신지요?

답 : 밥은 현미를 섞어서 하고, 밥 양은 적은 편인데 대신 반찬을 많이 먹고, 천천히 꼭꼭 씹어서 먹어요.

문 : 육식, 채식, 해산물 중 좋아하는 건 무엇이지요?

답 : 채식을 좋아해요. 주로 나물류와 된장, 상추를 좋아해요.

문 : 평소 하시는 운동이 있으신지요?

답 : 텃밭에서 일하기, 마당 풀 뽑기가 내 운동입니다.

문 : 스스로 성격은 어떻다고 생각하시죠?

답 : 긍정적이고(동작이) 빠른편입니다. 나눠먹는 걸 좋아하고...

문 : 잠은 얼마나 주무시나요 ?

답 : 10시에 자면 아침 7시까지 잘잡니다.

문 : 물 섭취는 어느 정도 마시는지요?

답 : 많이 먹어요. 국으로도 많이...

문 : 고기를 드실 때 어떻게 요리해서 드시는지요?

답 : 돼지고기를 수육이나 찌개로

문 : 술, 담배를 하시나요?

답 : 담배는 안 피고, 술은 먹으면 많이 합니다.(2병정도)

문 : 음식 섭취 시 짜거나 매운 맛의 정도는 어느 정도인가요?

답 : 짜고 맵게 먹어요.

문 : 자주 드시는 차 또는 음료는 어떤 게 있을까요?

답 : 커피.

문 : 아플 때 대처하는 방법은 무엇인가요?

답 : 평생 병원에 가 본 적이 없고, 약 먹어본 일이 없습니다.

문 : 형제자매들의 건강은 어떤가요?

답 : 모두 90세 이상 건강 했어요.

위 백세인은 귀가 어두운 편이어서 주로 자부(79세)가 옆에서 대신 답해 주었다. 인터뷰한 장수인들 중 유일하게 짜고 매운 음식을 선호했다.

"늘 긍정적이며 부지런하시고, 나눔을 좋아한다."고 말했다.

덧붙여 자부는 "자신의 친정 쪽으로는 60세 이상 사신 분이 없는데, 자신만 현재(79세)까지 건강하게 생활하고 있다"고 밝히면서 "장수 집안으로 출가하여 식생활 등 모든 생활 습관이 친정집과 다른 점이 오래 사는 원인으로 짐작된다."고 말했다. 자부는 79세 나이 보다 젊게 보였다)

사례 9

지역 / 경남 남해 J 장수인(98세. 여)

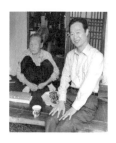

문 : 주식으로는 주로 무엇을 드시나요?

답 : 쌀밥, 잡곡밥 가리는 건 없어요.

문 : 식사의 양과 시간은 어떠신가요?

답 : 보통의 양과 시간으로 하루 세 끼 먹어요.

문 : 육식, 채식, 해산물 중 주로 무엇을 많이 드시나요?

답 : 특별히 가리는 건 없고, 채식은 생으로 먹어요.

문 : 평소 하시는 운동은 무엇인가요?

답 : 텃밭 채소 가꾸는 일을 주로 많이 해요.

문 : 햇볕은 어느 정도 쬐시나요?

답 : 많이 쬡니다. 텃밭 일을 주로 하니까.

문 : 본인의 성격은 어떤가요?

답 : 낙천적이지만 급한 편입니다.

문 : 잠은 어느 정도 주무시나요?

답 : 저녁 9시면 자고, 아침 6시에 일어나요.

문 : 술과 담배도 하시나요?

답 : 담배는 전혀 안 하고, 술은 한 잔 정도는 합니다.

문 : 물 섭취는 어느 정도 하시나요?

답 : 많이 먹습니다. 수시로.

문 : 음식의 간과 매운 맛의 정도는?

답 : 짜지도 맵지도 않게 보통 정도로 먹어요.

문 : 고기 먹을 땐 주로 어떻게 섭취 하시나요?

답 : 주로 찌개로 먹어요.

위 장수인은 남해 바다가 한눈에 보이는 공기가 맑은 청정지역에 살고 계신다. 성격이 낙천적이고 명랑하며 매우 건강하시다. 98세에도 늘 텃 밭에서 일을 많이 하시며 부지런히 움직이는 것이 장수비결이 아닌가 생각된다.

2-1 조선 왕조 중 가장 오래 산 영조의 장수비결

조선시대 27명 왕들의 평균 수명은 45.1세 이들 중 60세를 넘긴 이는 60세에 승하한 숙종을 포함해 태조 74세, 정종 63세, 영조 83세, 고종 67세로 다섯 분이었다. 그 중 영조는 83세(1694~1776)로 제일 오랜 산 왕으로 기록됐다.

1) '실록'을 통해서 본 영조의 식생활 습관

첫째, 소식을 했다. 30여 가지 올리던 수라상의 반찬 수를 반으로, 그리고 하루 다섯 번의 수라를 3번으로 줄였다.

둘째, 규칙적인 식사를 했다. 대신들과 어전회의를 하면서도 식사시간이 되면 어김없이 중단하고 식사를 마친 후 재개했다

셋째, 거친 음식 즐겨 먹었다. 쌀밥 위주가 아닌 잡곡밥 위주의 식사를 하였다.

넷째, 수라상에 오른 다양한 종류의 육류 대신 섬유질이 많은 채식 위주의 식사를 즐겼다.

다섯째, 잠행과 같은 활동을 통해 다른 왕들과 비교해볼 때, 걷는 활동을 많이 했다.

영조는 임금이 되기 전 궁 밖에서 생활하였고, 임금이 된 후에도 재위 하는 동안 500여 회 이상을 평복을 입고 궁 밖 잠행을 하는 등 걷는 운동량이 많았다.

여섯째, 술을 적게 마시고 생강차를 즐겼다.

일곱째, 절제 있는 부부 생활을 하였다. 정비 정성왕후와 사별한 영조는 3년 상을 마친 후 66세에(1759년) 15세 된 정순 왕후 김 씨를 계비로 맞이한 이후 후궁들을 멀리 했다. 다른 임금에 비해 후궁을 많이 두지 않았다.

여덟째, 꾸준한 한약 복용과 승정원을 통한 건강검진을 자주 하였다. 보양을 중시하며 인삼을 즐겨 먹었다. 하체를 튼튼하게 하는 송절차를 즐겨 마셨다. 영조는 태어날 때부터 체질상 냉증과 소화기 계가 약해 더 보양에 신경을 쓴 것으로 짐작된다.

아홉째, 스트레스를 적절히 관리했다. 사형집행 결정 등 심적 부담 후에는 손을 깨끗이 씻는 등 불편한 마음을 다스리고자 신경을 썼다.

▶ 영조가 건강을 위해 즐겨 찾은 음식

▷ 타락죽(소의 젖과 쌀), ▷ 맥수라(여름), ▷ 고추장,

▷ 삶은 밤, ▷ 사슴꼬리고기, ▷ 메추라기고기, ▷ 송절차,

▷ 탕평채(청포, 소고기, 돼지고기),

▷ 인삼(말년 10년 동안 복용한 인삼이 100근에 달한다고 전해진다)

　76세(1769년, 영조 45년)무렵에 '백발이 검어지고 이가 다시 났다.'고 전해지는데, 이는 '스스로 몸을 살피고, 의료지식이 나름 해박했음을 의미하며 꾸준하게 약이 되는 음식과 약제를 복용한 결과'로 짐작된다.

영조는 선천적으로 건강한 체질을 물려받았다. 선왕 숙종도 60세로 당시로서는 장수한 편이었고, 25세 때 영조를 낳은 어머니 숙빈 최 씨의 체질도 강건했던 것으로 기록은 전한다.

영조는 소화기계가 비교적 약하고, 신장이 강한 (어진을 보면 수염이 풍성, 수염은 신장이 주관) 체질적으로 따뜻한 음식이 맞는 소음인(腎大脾小)의 전형임을 알 수 있다.

3. 100세 이상 일본 장수인들의 장수비결

1)　『병 없이 건강하게 사는 100세 습관』(이시하라 유미 지음)에 따르면 일본 장수인들의 공통된 특징은 다음과 같다.

▶ 과식과 편식을 하지 않는다.

▶ 매일 일 하면서 몸을 움직이거나 30분 씩 걷는다.

▶ 감사하는 마음을 갖는다.

▶ 대화를 즐기고, 잘 웃는다.

▶ 슬픈 일은 생각하지 않는다.

▶ 생선을 좋아하고 차를 즐겨 마셨다.

▶ 사람을 만나는 것을 좋아했다.

2). 일본 최장수인 들의 특징

- 이즈미 시게치요(1986년 사망, 120세. 남)

  1979년 기네스북을 통해 세계 최고령자로 인정받은 장수인 이다.

■ 특징과 장수 비결

▶ 신념이 강하고 성격이 괄괄했다.

▶ 감정 표현에 거침이 없었다.

▶ 매일 저녁 한 잔 씩 마시는 흑설탕 소주를 꼽았다

　(흑설탕과 누룩으로 만든 증류주)

■ 최고령 쌍둥이자매

- 나리타 킨(108세. 언니) / • 가니에 킨(108세. 동생)

이들은 일란성 쌍둥이로 혈액형은 각각 달랐다. 100세 이후, 봄의 원유회에 초대, (NHK 홍백가합전)에 응원 게스트로 출연할 정도로 건강했다.

■ 장수 요인

▶ 대화를 즐기고 잘 웃는다.

▶ 슬픈 일은 생각지 않고 즐거운 일을 꿈꾼다.

▶ 감사하는 마음을 잊지 않는다.

▶"인간은 다리부터 죽는다"며 매일 30분씩 걷기 운동을 실천했다.

▶ 평소 생선을 좋아했고, 차를 즐겨 마셨다.

- 쓰가와 이네(1986년 사망. 111세. 여)

■ 장수 요인

▶ 과식과 편식을 하지 않았다.

▶ 매일 일하면서 몸을 많이 움직였다.

▶ 사람을 만나는 것을 좋아했다.

- 시라하마 와카(1992년 사망 114세. 여)

■ 장수 요인

▶ 몸을 아끼지 않고 일했다.

▶ 감사하는 마음을 갖고 살았다.

▶ 9명의 자녀와 17명의 손자, 증손자1명, 1명의 고손자

4. 세계적인 장수지역의 장수요인

1) 기네스북에 오른 세계 최장수부부(2020~2018)

● 2020년 기네스북에 오른 세계 최장수부부 (에콰도르)

- 훌리오 세사르 (110세.남) / • 왈드 라미나 (104세. 여)

▷ 부부 합 나이 : 214세

▷ 결혼생활 : 80년 (전직 교사)

▷ 결혼생활 좌우명 : 사랑, 성숙함, 존중, 배려

● 2019년 기네스북에 오른 세계 최장수부부(미국, 텍사스 주)

• 존 헨더슨 (106세 (남) / • 샬롯 헨더슨 105세. 여)

▷ 부부 합 나이 211세

▷ 결혼생활 80년 (대학교에서 만난 캠퍼스 커플)

▷ 결혼생활 좌우명 절제된 생활, 다정한 부부 관계(현지 언론과 가진 인터뷰에서) 유지

● 2018년 기네스북에 오른 세계 최장수부부(일본)

• 마쓰모토 마사오 (108세 별세. 남) / • 미야코 소노다 (102세. 여)

▷ 부부 합 나이 210세

▷ 결혼생활 : (81년간) 슬하에 5명의 딸을 두었으며, 13명의 손자, 25명의 증손자들과 대화를 즐겼음

2) 세계의 장수지역과 장수요인

● 코카서스 (러시아 코카서스 아브하지야)

■ 환경

코카서스는 우랄산맥 속에 위치한 곳으로 해가 짧고 밤이 길어 잠에 대한 문화가 발달했다. 이곳의 자연환경은 높은 산에 둘러싸인 분지로 깨끗한 공기, 맑은 물, 햇빛 등 지리적 환경과 부지런한 생활 습관 등이 어우러진 점이 장수지역으로써의 요건을 갖췄다.

■ 식단

아침 - 치즈, 요구르트, 콩, 샐러드, 약초차

점심 - 포도주, 과일, 마말리가(옥수수가루로 만든 죽)와 호
밀빵, 소고기(가끔), 콩조림, 치즈, 장아찌, 샐러드,
홍차나 허브티 등

저녁 - 치즈, 요구르트, 과일을 중심으로 소량
하루 중 점심 식사를 가장 짜임새 있고 풍성하게 했
으며 세 끼 중 가장 식사량이 많다.

■ 장수요인

▶ 부지런한 삶(힘든 일 하기)

▶ 소량의 식사(2,000칼로리 이하)

▶ 해 뜨기 전 일어나고, 해가 지면 잔다(자연에 순응 하는 삶)

▶ 채소나 과일은 가급적이면 갓 딴 신선한 것으로 섭취. 물을
많이 마시고 적포도주 섭취가 많다.

▶ 고기는 주로 삶아서 섭취

▶ 샐러드나 차로 사용하는 허브차인 차조기(깻잎과 유사하게
생김, 자주 빛이 돌고 향이 짙다. 성질이 따뜻해 신진 대사
를 촉진시키고, 면역력을 높이는 것으로 알려졌다)는 동맥경
화, 혈전증 및 뇌졸중, 심근경색과 같은 혈관질환을 예방하
는데 도움을 주는 것으로 알려졌다.

▶ 이곳에서도 노인을 '공경'하는 공경의 문화가 있으며, 남을
미워하거나 원망하지 않는다

▶ 충분한 휴식을 취하고, 즐겁고 기쁘게 생활 한다.

▶ 가족 간의 유대를 중시하고 원만한 공동체 생활을 한다.

▶ 90세 이상은 합창단 같은 조직을 만들어 함께 노래 부
르기.

▶ 이곳의 주민들은 경쾌한 리듬에 맞추어 춤추기와 친구 사귀기를 좋아한다.

● 훈자마을(파키스탄의 북부 카라콜람 산맥에 위치)

■ 환경

• 파키스탄 북부 카라콜람 산맥에 위치한 훈자 마을은 해발 2,500m의 설산에 둘러싸여 있다.

• 1970년대 초까지는 100세 이상 장수를 누린 이들이 많았으나 1980년대 카라콜람 산맥에 하이웨이가 뚫리면서 평균 수명이 100세에서 90세로 낮아졌고, 2008년도에는 주민들의 평균 수명이 80세 이하로 낮아져 평범한 마을이 되고 말았다.

■ 식생활

▶ 노동을 많이 했다(노동을 고달픈 것으로 생각하지 않는 긍정적인 자세로 당연시 여겼다)

▶ 잠을 많이 잤다 (저녁 8~9시 취침, 5시 기상 8~9시간 수면)

▶ 주식으로는 통밀, 옥수수로 만든 빵과 스프, 감자와 각종 과일로 다소 거칠고 소박한 식사를 했다.

▶ 일을 할 때는 서두르지 않고, 느릿느릿하지만 편안하게 했다.

▶ 인간관계 등 매사에 긍정적인 사고방식으로 생활했다.

■ 평범한 수명으로 뒤바뀐 후, 주민들의 생활 모습

▶ 하이웨이가 뚫리면서 생활 방식에 변화가 왔다.

▶ 젊은이와 중·장년층까지 노동에 임하는 태도가 달라졌다.

▶ 잠자리에 드는 시간이 늦어졌다.

▶ 가공식품, 인스턴트식품 등 외래 음식이 다양해졌다.

▶ 자연 환경변화

▶ 물질에 대한 탐욕.

▶ 생활 방식에 변화만큼 다양한 스트레스에 노출되었다.

■ 비르카 밤바(에콰도르 해발 1500m 고산지대 마을)

• 비르카 밤바는 100세 이상의 장수인이 인구 천 명 당 한 사람 정도의 장수지역이다.

■ 이들의 장수 환경과 식생활

▶ 년 평균 20℃의 온화한 기후.

▶ 맑은 물과 공기 등 깨끗한 자연 환경.

▶ 느긋하고 여유로운 마음으로 이웃과 소통.

▶ 육체노동에 익숙한 생활.

▶ 일은 결코 서두르는 법 없이 여유롭게 하는 생활.

▶ 소맥, 밀, 감자, 옥수수를 통 곡물 형태로 섭취.

▶ 바나나, 포도 등 과일과 신선한 야채섭취.

▶ 소식으로 하루 1200칼로리 내외를 섭취하는 소박한 식사.

■ 오키나와

- 현재 장수 지역으로써의 지위는 잃었지만, 비교적 장수하는 지역이었다.

- 오끼나와 주민들이 암, 심근경색, 뇌혈관 질환이 현저히 낮은 이유로는 ▶ 채식 위주의 자연식. ▶ 해조류 등을 많이 섭취하는 등 타 지역 보다 미역, 다시마, 톳, 모즈쿠 (식물의 일종) 등 을 3~5배 많이 섭취 한다.

1) 세계적 장수지역과 장수인들 의 비결

▶ 해발 1,000m~2500m의 고산지대

▶ 깨끗한 물 과 공기, 햇빛 등 천혜의 자원

▶ 육체노동 등 몸을 많이 움직이며 부지런하다.

▶ 소식을 하며 곡류, 채소, 과일, 통 곡물 등의 소박한 식사

▶ 해지면 자고, 해가 뜨면 일어나는 자연에 순응하며 충분한 수면을 취한다.

▶ 가족과 공동체 간의 우애가 좋다.

▶ 긍정적이며 여유로운 마음을 갖는다.

▶ 일생 동안 출생지를 벗어나지 않는 생활을 한다. (신체, 음식기후, 토양 등 신토불이에 맞는 식생활을 한다.) 육식 위주의 유목민들은 100세 이상의 장수인을 찾기 어렵다는 점은 건강과 장수에 음식의 중요함을 일깨워주고 있다.

2) 장수학자가 본 장수요인

첫째. 음식을 첫 번째로 꼽았다. 둘째, 유전적 요인. 셋째, 환경적 요인 (일조량, 수질, 기후, 풍토) 넷째, 사회적 요인(사회 구성원들과 자녀와의 관계가 어떠하냐에 따른 심리적 안정)

건강과 장수에 가장 크게 영향을 끼치는 것이 '식품'이며 '무엇을' '어떻게' 먹느냐에 따라 미치는 영향은 실로 크다.

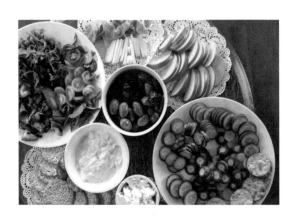

제 / 3 / 장

건강한 음식

건강한 음식

1. 각국의 음식 격언

러시아	아침은 잘 먹고, 점심은 반만 먹고, 저녁은 원수에게 줘라.
중국	아침은 하늘의 식사요, 점심은 인간의 식사요, 저녁은 귀신의 몫이다.
에스파냐	백 명의 의사를 부르기 전에 저녁을 굶어라.
일본	배부르기 전에 수저를 놓는다.

2. 식습관이 중요한 이유

모든 병의 발병은 물론 예방과 치료에도 영향을 주기 때문이다.

3. 좋은 식사 방법

바람직한 식사 방법으로 습관 들이면 자신도 모르는 사이에 건강에 많은 도움을 주게 된다.

- 식사 30분 전에 물 한 컵 마시기

- 천천히 오래 씹어 먹기

- 식사 시간은 최소 30분 이상하기(leptin효과)

- 세 끼의 식사 간격은 5~6시간 지키기

- 입안에 음식이 있을 땐 물 섭취 삼가기

- 저녁 식사는 간편하게 먹기

- 소화가 덜 되었을 땐 무리하게 먹지 않기

4. 소식 위주로 식습관을 바꾸자

1) 소식과 몸의 반응

세포에서 대사가 일어나면서 발생하는 반응 활성산소와 그 외 부산물의 축적이 적기 때문이다. 또한 잉여 칼로리가 남지 않아 전신 염증을 유발하는 지방조직이 쌓이지 않기 때문이다.

2) 소식(小食)의 기준

- 소식(小食) : 한 공기의 3/4 (195g)
- 보통 : 공기밥 한 공기 (260g)

- 많이 : 공기밥 한 공기 이상 (260g 이상

3) 소식(小食)이 적합한 이유

• 우리 인간의 몸은 기나긴 세월 동안 기아와 굶주림의 역사였다. 몸 또한 여기에 맞춰져 있다

• 적게 먹고 많이 돌아다녔다.

• 현대인은 먹거리가 넘쳐나고 움직임은 적다. 병은 넘쳐난다.

• 유전자 역사의 역습이라 할 수 있다.

• 100세 장수인들의 공통점은 소식(小食)이다

5. 과식하면 왜 나쁜가?

활성산소가 많이 생긴다. 혈액이 오염되고 탁해져 몸의 노화를 촉진 시킨다. 갱년기가 빨리 오고 체온이 떨어지며 생리통, 탈모, 발기부전과 함께 소화를 시키는 데 과도한 에너지를 소비하게 되어 신체 활력이 떨어진다. 또한 위장의 혹사는 물론, 돌연사, 심장마비의 원인이 되기도 하며 병의 치료도 어렵게 하고 각종 질병은 물론 암의 원인이 되기도 한다.

6. 건강한 음식은 가공되지 않은 자연식이다

- 균형 잡힌 식단 (다양한 색깔의 5방색)

- 자연이 주는 식품 섭취 (5장6부가 좋아하는 식품)

- 부드러운 음식보다 가급적 가공이 덜 된 식품 (영양이 살아있는 통곡물 등)

- 기름진 음식보다 담백한 음식

- 붉은 육류보다 해산물, 과일, 채소와 같은 신선한 식품을 많이 섭취 (육류 섭취 시에는 요리과정에서 지방이 제거된 수육과 찌개로)

- 슬로우 푸드 음식 섭취

- 신토불이 식품 섭취 (태어난 곳에서 100리 이내에서 생산된식품) 즉 건강한 식품이란 입이 아닌 우리 몸이 좋아하는 식품을 말한다. 즉 5장 6부가 좋아하는 음식이다.

7. 식이섬유가 많이 든 음식을 섭취하자

제7의 영양소라 할 정도로 주목을 받고 있다. 포만감으로 과식을 억제하고, 소화기관을 활발하게 움직이며 분변의 용적을 증가시킨다.
또한 장내 세균 중 유익균은 증가시키며 유해균은 감소시킨다. 지방
흡수를 억제하여 중성지방이나 콜레스테롤 수치를 낮춘다.
이 밖에도 나트륨과 칼륨을 흡착하여 칼륨은 소변으로, 나트륨은
대변으로 배설시킨다.
고혈압, 당뇨, 고지혈증, 특히 종양 생성을 억제하여 대장암 예방
에 도움을 주는 것으로 알려졌다.

1) 식이섬유가 많이 든 식품

　율무, 통밀, 마, 호밀, 키위, 도라지, 버섯, 보리, 당근, 풋고추,
　고구마 줄기, 고사리, 건 미역, 검정콩, 사과 등

8. 항산화력 식품을 많이 먹자

　항산화 식품은 활성산소와 세포막의 손상을 막고, 지질을 산화시
켜 과산화 지질이 발생 되는 것을 막아 암, 동맥경화, 염증 유발
등 질병을 예방한다.

1) 항산화력이 많이 포함된 식품

- 각종 채소와 과일 : 비타민, 미네랄, 칼슘, 철분, 섬유질, 무기
질 등 항산화 성분

- 녹차 : 항산화(카테킨, 비타민C보다 항산화 효능20배 체지방
분해) 폴리페놀, 비타민B1, B2, 루틴 등

- 콩 제품 : 단백질, 지방, 탄수화물, 비타민B1, B2등 피토케미
컬(phytochemical)

- 마늘, 생선, 견과류

9. 오장육부가 좋아하는 음식이 건강을 지킨다

가공식품, 인스턴트식품, 튀김류, 아이스크림, 피자, 햄버거 등 인위적인 가공 편의식품은 우선 맛있다, 그러나 맛은 덜하지만 가공되지 않은 자연 그대로의 식품, 즉 하늘과 땅이 주는 자연의 식품을 섭취하면 속이 편안하고 담백하며 우리 몸의 5장 6부는 매우 좋아한다.

또한 각 장기의 기능이 좋아지고 살아나 건강으로 몸에 보답한다. 장수지역의 식단은 최소한의 가공으로 자연 그대로의 식품을 섭취하는 지역으로 밝혀졌다.

10. 식품의 색깔이 오장에 미치는 영향

사람마다 체질이 다르고 각 장기의 기능에는 누구나 강하고 약한 부분이 있다. (사상체질 부분 참고) 또한 각 식품의 색깔에는 각기 다른 효능과 성분이 있어 음식 섭취를 골고루 해야 하는 까닭이다.

우리 몸의 오장육부 중 약한 부분을 보완해주는 좋은 식품을 알고 부작용 없는 음식으로 꾸준히 보완해 가는 것도 건강 증진에 많은 도움이 된다.

- 붉은색 - 심장을 좋게 한다.
- 노란색 - 위장을 좋게 한다.
- 흰색 - 폐를 좋게 한다.
- 푸른색 - 간을 좋게 한다.
- 검은색 - 신장을 좋게 한다.

11. '사람은 각각의 감정이 오장(五臟)에 영향을 준다'는 학설

- 노상간(怒像肝) -지나치게 화를 내면 간이 상한다.

- 희상심(喜像心) - 지나치게 기뻐하면 심장이 상한다.

- 사상비(思像脾) - 생각, 근심, 걱정이 지나치면, 비장(소화기계)이 상한다.

- 비상폐(悲像肺) - 너무 슬퍼하면 폐가 상한다.
- 공상신(恐像腎) - 두려움과 놀라는 것은 신장을 상하게 한다. 건강을 유지하기 위해서는 느긋하고 편안한 마음을 갖는 것이 중요하다.

12. 소수율의 법칙

음식을 편식하지 말고 골고루 먹어야 하는 이유이기도 하다. 100가지의 영양소 중 결정적으로 중요한 한 가지 영양소가 빠지게 되면 그 한 가지로 인해서 100가지에 영향을 미쳐 건강을 해치게 된다.

13. 몸을 따뜻하게 하는 식품과 차게 하는 식품

몸을 따뜻하게 하는 식품은 대부분 북쪽(추운 지방)지역에서 나는 식품이며, 주로 검은색을 띠는 것이 많다. 또한 몸을 차게 하는 식품은 남쪽(열대지역) 지역에서 나는 식품으로 주로 흰색을 띠고 있다. 색깔로 구별이 모호할 때는 생산지역을 살펴본다.

1) 몸을 따뜻하게 하는 식품

뿌리채소, 팥, 검은콩, 검은깨, 치즈, 매실, 적포도주, 홍차, 우롱차, 흑설탕, 꿀, 현미, 소금, 된장, 간장, 붉은 살코기, 달걀, 생선 어패류 (새우, 게, 오징어, 문어, 조개 등) 북쪽과일 (사과, 버찌, 플럼), 흑빵, 정종, 적포도주, 보드카

2) 몸을 차게 하는 식품

남쪽과일 (바나나, 귤, 레몬, 멜론 등) 우유, 맥주, 녹차, 백포도주, 흰 쌀밥, 흰콩, 두유, 오이, 참외, 수박, 흰깨, 식초, 마요네즈, 고기, 생선 흰살 기름, 두부(된장국 등 끓여 넣는 경우 제외), 흰빵 등

14. 소화를 돕는 식품

- 무 - 소화 효소의 보고. 아밀라아제가 풍부한 식품으로 생으로 먹으면 더 효과가 있다.

- 마 - 아밀라아제 무의 3배 함유. 소화촉진, 피로회복, 위 점막 보호

- 생강 - 발한, 위액분비 촉진, 항균, 항산화 작용을 한다.

- 양배추 - 위궤양, 십이지장궤양 예방, 위염, 위 기능 촉진, 비타민 C, U 함유. 유황, 염소 성분은 위장에서 소화 흡수를 돕고, 소화 불량으로 인한 메스꺼움을 막아 준다. (타임지가 선정한 세계 3대 푸드 식품. 비타민 K, C, U 등 각종 비타민 풍부, 섬유질, 무기질, 엽산, 칼슘, 칼륨 등)

15. 지중해 식품 섭취

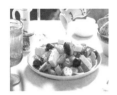

건강을 지키고 성인병을 예방하는데 익히 알려진 식품들이다.

채소, 과일, 통곡류, 해산물, 견과류, 저지방 우유 등 균형 식단. (고혈압, 당뇨, 심혈관질환 등 예방과 만성 염증을 줄여준다.)

● 지중해 식단 연구

■ 실험 1

- 그리스 3,000명 이상 대상연구 실험

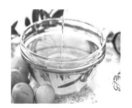

혈압, 체질량지수, C반응성단백질, 종양괴사인자, 인터루킹 등 염증 감소.

■ 실험 2

- 심근경색 환자들에게 주 2~3회 섭취 시 그렇지 않은 사람에 비해 사망 위험도 30% 감소.

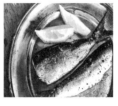

- 하루에 한 번 이상 섭취 시 사망 위험도 40% 감소.

- 채소를 많이 먹으면 먹을수록 사망 위험도 60% 감소.

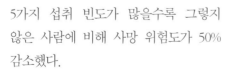

5가지 섭취 빈도가 많을수록 그렇지 않은 사람에 비해 사망 위험도가 50% 감소했다.

16. 구석기 시대로 돌아가야 한다

노벨 의학상이 찾아낸 불로장생의 비밀, 『텔로미어』 (마이클 포웰 외 지음)의 저자는 "수백만 년 동안 우리는 수렵채집인(구석기인)의 식습관 그대로 살아왔다. 우리가 찾을 수 있는 과일이나 잡아먹을 수 있는 동물만을 먹었다"는 뜻이다. 그럼에도 그들은 현대인들보다 훨씬 다양한 종류의 식품을 즐길 수 있었다. 구석기 시대 사람들은 일상의 어려움과 생존의 위협 탓에 평균 수명은 짧았지만, 최고 수명은 현대인들이 추구하는 수명보다 훨씬 길었을 확률이 높다.

5,000~1만 년 전, 작물을 키우고 가축을 기르기 시작한 농경시대부터 우리는 곡물과 유제품을 먹어왔는데, 우리는 그런 음식에 적응되어 있지 않을뿐더러 아직도 적응하지 못하고 있다. 인류 역사에서 5,000~1만 년은 그다지 오랜 세월이 아니기 때문이다.

우리의 체질과 신체 구조는 구석기 시대 사람들과 비교해 볼 때 별로 변한 게 없다. 이미 그전부터 수백만 년 동안 그렇게 살아왔기 때문이다.

우리가 익힌 고기와 채소에 적응할 수 있었던 것도 그런 음식을 100만 년 이상 먹어왔기 때문이다. 그러므로 나이 들어서 질병에 걸리고 싶지 않다면, 구석기시대로 돌아가 곡물과 유제품을 멀리하고, 육체적 활동을 많이 하면서 사는 것이 바람직하다. 이 방법도 한계는 있겠지만, 노화를 상당 부분 막아 줄 수는 있을 것이며, 아울러 건강하고 활기찬 삶을 영위할 수 있을 것이다.

구석기 식단의 장점을 눈으로 확인하고 싶다면, 오스트레일리아 북쪽에 위치한 뉴기니 섬의 주민들을 살펴보자.

그들은 심장질환, 뇌졸중, 치매, 당뇨병, 비만, 고혈압, 여드름 같은 병에 걸리지 않는다. 암, 관절염, 엉덩이 골절, 근시, 충치 등도 그들에게는 먼 나라 얘기다. 100세 노인들도 수십 년은 젊어 보이고, 아직도 팔팔한 청년처럼 정정하게 움직인다. 그야말로 '슈퍼동안'의 섬인 셈이다.

채식이라고 다 좋은 것도 아니다.

식물은 스스로를 보호하기 위해 '식물성 렉틴lectin'이라는 성분을 포함하고 있다. 식물성 렉틴은 공격해오는 동물을 독에 감염시켜 식물을 보호하는데, 그런 성분이 가장 많은 것이 곡물, 콩, 감자, 땅콩이다. 이 성분은 심장질환, 암과 같은 중병을 일으키는 주요 원인으로 손꼽히고 있다. 중요한 것은 식물의 종류마다 렉틴의 성질과 함유량이 다르다는 것이다. 그러므로 우리는 다양한 과일과 채소를 골고루 섭취해야 한다. 그래야 렉틴 함유량이 높은 식물 한 가지만 과도하게 먹는 것을 방지할 수 있다.

곡물이나 콩을 섭취하면 단백질로 인해 소화와 흡수에 지장을 줄 수 있다. 단백질 분해 효소를 억제하는 프로테아제 억제제 protease inhibitor가 함유되어 있기 때문이다. 또 인체에 필수적인 미량 영양소를 소화기관이 제대로 흡수하지 못할 수 있다. 체내의 무기물이나 미량 금속과 결합하여 인체 흡수를 막고, 소화기관을 통해 몸 밖으로 내보내는 역할을 하는 피트산phytic acid이 들어 있기 때문이다.

유제품도 우리 몸을 위협하는 건 마찬가지다. 우유에 함유된 주요 단백질인 카제인casein과 젖당인 락토스lactose는 아테롬성 동맥 경화증을 유발하고 악화시키는 주요 원인이다. 게다가 우유는 어떤 민족에게는 당뇨병, 관절염 등의 원인이 되기도 한다.

오늘날 심장마비로 사망하는 것은 불행한 일이지만, 농경시대 이전에는 상상할 수도 없는 일이었다. 요즘은 나이가 들면 피부가 늘어지고, 배가 나오고, 혈압이 올라가는 게 당연한 것처럼 여겨지지만, 원래 혈압과 체중은 병들었을 때만 증가한다. 60세 이상의 수많은 서구인들은 지금도 아테롬성 동맥 경화증에 시달리고 있다. 아테롬성 동맥 경화증은 구석기 식단을 실천하면 치유될 수 있다.

우리 몸에 필요한 단백질을 완벽하게 섭취하려면 고기가 제격이다. 주요 아미노산은 생선, 채소, 콩, 견과류로 섭취할 수도 있지만, 식물성 단백질만으로는 인체에 필수적인 아미노산을 모두 섭취하기 어렵다. 실제로 우리의 조상인 구석기인들도 일단 사냥에 성공하면 고기를 풍부하게 먹었다. 육식은 인간 유전자에 새겨진 태생적 식습관이다.

로렌 코르데인Loren Cordain 박사의 저서 『구석기 다이어트』에는 구석기 식단에 관한 간략한 안내가 수록되어 있다. 그가 설명하는 구석기 식단의 7대 원칙은 다음과 같다.

▲ 많은 양의 동물성 단백질을 섭취한다.

▲ 대다수의 현대인들보다 탄수화물을 적게 섭취한다. 좋은 탄수화물은 과일과 채소로 충족한다.

▲ 곡물 가루가 없는 과일과 채소를 통해 다량의 섬유질을 섭취한다.

▲ 적당량의 지방을 섭취하되, 콜레스테롤 수치를 높이는 포화지방이 아닌 불포화지방과 다가불포화지방polyunsaturated fat

(생선, 씨앗, 식물성 기름에 다량 함유된 지방의 일종)을 섭취하고, 같은 양의 오메가-3와 오메가-6를 섭취한다.

▲ 포타슘 함유량이 높은 음식과 나트륨 함유량이 낮은 음식을 섭취하고, 음식에 소금을 첨가하지 않는다.

▲ 알칼리성 음식을 많이 먹는다.

▲ 식물성 화학물질, 비타민, 미네랄, 노화 방지 물질 등이 많은 음식을 먹는다. 곡물, 유제품, 콩은 피한다.

저자는 우리 인류 조상들이 수백만 년에 걸쳐 형성되고 이어져온 유전자가 5,000~1만 년의 짧은 기간에 먹어온 곡물과 유제품이라는 음식에 적응되지 않고 있음을 말하고 있다.

오랜 기간 먹어온 익힌 고기와 채소가 현재의 인류 유전자에 잘 맞는다는 점을 강조하고 있다. 즉, 건강을 위해서는 많이 움직이고, 인류 유전자 역사에 잘 맞지 않는 곡물, 콩, 유제품, 정제된 지방, 설탕, 소금을 멀리하고, 앞에서 말한 구석기 식단의 7대 원칙을 제시한 것이다.

17. 올바른 과일 섭취 방법

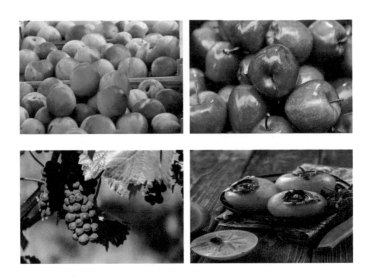

흔히 과일은 식후 디저트로 껍질을 깎아 먹는 것으로 잘 못 알려져 있다. 깨끗이 씻은 과일은 식전, 또는 식간에 껍질째 먹는 것이 건강에 이롭다. 대부분의 과일은 껍질에 80%의 영양소가 있기 때문이다. 식후에 먹는 과일은 당뇨병, 지방간의 원인이 될 수 있다.

- 잘 씻어 껍질째 먹는다.
- 과일은 식사 전 또는 식간에 먹는다.
- 식후에 먹는 과일은 당뇨병, 지방간이 올 수 있다.

과일에는 비타민, 무기질, 식이섬유, 항산화 영양소가 풍부하다. 그러나 아무리 좋은 과일도 제때 적당량 먹어야 한다. '식사 직후나 취침 전 과하게 먹으면 독'이 될 수 있다.

18. 한방의 상사(相似)이론

'같은 모양을 한 물질은 같은 작용을 한다'는 이론으로 비행기는 새를 본떠 만들었고, 배는 물고기를 본떠 만들었다.

인간의 하체는 식물의 뿌리와 비슷하며, 하체 강화에는 식물의 뿌리인 근채류가 좋다.

◆ 근채류의 종류

* 당근 - 유황, 인, 칼슘, 미네랄 등은 간, 뼈, 치아를 튼튼하게 한다. 호박산 칼륨염은 혈압강하와 수은을 배출 한다.

  1982년 미국과학 아카데미는 암을 예방하는 대표적인 식품으로 당근의 효능을 발표하였다.

* 우엉 - 대장암 예방과 몸속의 유해 물질을 배설 시킨다. 우엉 의식이 섬유와 리그닌(lignin)은 장의 연동 운동을 도와 변비를 개선하고, 장내 유익균의 발육을 도와 콜레스테롤, 중성지방, 당분, 발암물질, 등을 배설하여, 고지혈증, 당뇨, 대장암 등을 예방하고 개선시킨다.

* 참마 - 소화 촉진, 자양강장, 디아스타아제, 카탈라아제. 글루코시다아제 등의 소화효소제. 참마, 토란, 장어, 미꾸라지, 낫토(일본의 발효한 콩) 등의 끈적거리는 식품은 무틴(mutin)성분으로 단백질의 흡수를 돕고 자양강장의 효능이 있다.

* 생강 - 체온을 높여 면역력을 강화시킨다.(혈관 확장, 혈액흐름을 개선한다. 생강은 체내 모든 장기를 자극하고 활성화해 몸을 따뜻하게 한다. (한방의 원전인 상한론) 생강은 백사(百邪, 여러 질병)를 막는다. (본초강목)

* 마늘, − 파, 염교, 부추 등의 백합과 : 비타민 B1, B2, C, 유황,
인, 칼슘, 망간 등의 미네랄이 풍부하다. (살균, 구충,
정장, 항 당뇨, 발한, 이뇨, 혈액순환 촉진, 니코틴, 중금
속, 콜레스테롤, 간 기능 활성, 노화예방, 자양강장 등)

19. 정(精)을 만드는 식품

정(精)을 만드는 식품은 주식으로 사용되는 다섯 가지 곡식으로
벼, 보리, 조, 기장, 콩을 말한다.

《주례》에서는 벼, 기장, 피, 보리, 콩이며, 《예기》에서는 삼[麻],
기장, 콩, 보리, 콩이고, 《관자(管子)》에서는 기장, 차조, 콩, 보리,
벼로 조금씩 차이가 있다.

20. 외식 시 노하우

현대인들의 생활에 외식은 피할 수 없을 때가 많다 자연 그대
로의 식품을 섭취할 수 있는 곳이면 최상이나 현실은 그렇지 못
하다.

음식에 사용되는 트랜스지방, 화학첨가제, 보존제, 당분, 조미료
등 각종 첨가물 들은 면역력을 떨어뜨리고 염증을 유발하며, 햄,
소시지 등에 첨가되는 질산염은 암을 유발할 수도 있기 때문
이다.

튀김류, 가공식품류, 설탕이 많이든 식품과 음료도 피하는게
좋다.

외식 시 선택하고 유의 해야 할 점으로 첫째, 자연에 가까운
신선한 식자재를 사용하는 곳을 선택하고 둘째, 가공식품, 인스턴

트 식품의 섭취는 물론 구매를 줄이고 셋째, 트랜스 지방, 기름에 튀긴 음식과 탄산음료, 색과 향, 보존제가 긴 식품은 가급적 피한다. 넷째, 지나치게 저렴한 곳은 가급적 피한다. 다섯째, 뷔페 음식의 경우, 먼저 각종 샐러드를 충분히 섭취한 후 골고루 먹어 과식을 방지한다. 여섯째, 반찬류가 골고루 많이 나오는 집을 선택하여 밥은 1/2~2/3정도만 먹고 반찬을 골고루 많이 먹는다.

이밖에 외식할 때에는 과식을 하기 쉬워 오히려 건강을 해칠 수 있으므로 절제가 필요하다.

국제기구인 FAO/WHO 합동 식품 첨가물 전문가 위원회(JECFA)에서는 식품 첨가물마다 1일 섭취 허용량을 정하고 있지만, 안전성 문제에서 완전히 자유로울 수 있는지 우려의 목소리도 있다.

운동은 습관이 되게 생활화하여야 한다.

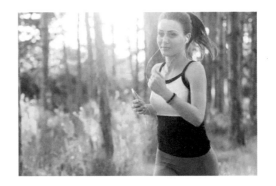

제 / 4 / 장

운동(활동)

운동 (활동)

1. 울프(Julius Wolff, 1836~1902)의 법칙

뼈는 가해지는 압력에 반응하여 강해진다. 즉 '외부에서 뼈에 힘이 가해지면, 그에 맞서는 힘이 뼈의 내부에 발생하고, 그 힘에 비례하여 골 량이 증가한다'는 말로, 결국'약한 근육에는 약한 뼈가, 강한 근육에는 강한 뼈가 존재한다'는 법칙이다.

2. 인류의 진화와 인체

인류는 진화 과정에서 직립 보행을 하면서 손을 자유롭게 사용하고, 도구를 사용 하면서 뇌의 활동이 증가하게 되었다. 또한 직립 보행을 하면서 척추는 압박과 중력을 받게 되었으며, 이로 인해 척추 질환이 늘어나게 되었다.

3. 인체의 근육과 뼈

우리 몸에는 총 660여 개의 근육과 206개의 뼈가 각각 유기적으로 움직이면서 몸의 균형과 자세를 유지 한다.

총 근육의 70%가 하체에 몰려있어 하체 운동을 열심히 해야 하는 이유이다. 근육은 남성의 경우 체중의 45%, 여성은 36%로 인체에서 가장 큰 기관이다. 배꼽 이하를 하체로 본다.

4. 운동의 효과

운동은 건강유지와 함께 다양한 효과를 볼 수 있다. 또한 운동은 습관적으로 양치질하듯 하는 것이 좋으며, 하루 30분 이상 유산소 운동을 권한다. 또한 운동은 다음과 같은 효과가 있다.

▷ 체열을 생성시켜 혈류를 촉진시킨다.

▷ 신체기능을 회복시킨다.

▷ 성인병을 예방한다.

▷ 충분한 산소를 공급한다.

▷ 암을 예방한다.

▷ 혈당과 지방을 감소시킨다.

▷ 심장, 순환기계의 기능을 강화시킨다.

▷ 뼈를 튼튼하게 한다.

▷ 우울증을 감소시킨다.

▷ 뇌졸중, 치매, 파킨슨병, 대장암 등을 예방한다.

▷ 수면을 촉진한다.

▷ 기억력을 높이고 치매를 예방 한다.

● 야생 원숭이를 동물원에 가두어 놓은 이후의 변화

야생 원숭이는 하루 60여 회 나무를 오르내리며 먹이 채취와 운동을 한다고 한다. 이런 원숭이를 동물원에 6개월간 가둬 놓고 맛있는 과일을 주었더니 야생원숭이에게는 없던 당뇨, 고혈압, 비만, 관절염 등 각종 성인병이 생겼다는 연구 결과가 있다.

5. 살이 찌는 원인

살이 찌는 것은 면역력이 떨어진다는 신호이기도 하다. 살이 찌는 원인에 대해서 알아본다.

1) 수면부족

2) 저체온증

- 기와혈 순환이 잘 안 되어 수분 배출이 원활치 못하다.

- 심부의 체온 유지를 위해 지방을 잡아 둔다.(아래 뱃살)

- 리파아제(lipase 지방분해효소)기능이 떨어지기 때문이다.

3) 대사기능이 원활하지 않다.(조금만 먹어도 살이 찐다)

4) 대소변의 배설이 원활하지 않다.(변비 등)

5) 과식 (과일 과다 섭취, 습관적인 군것질)

6) 운동부족

7) 불규칙 적인 식생활(낮과 밤이 바뀌는 생활)

8) 가공식품 또는 인스턴트식품 자주 섭취

9) 식사를 빨리한다.(과식원인)

10) 변비(수분, 섬유질 섭취 부족)

11) 살이 찌는 식품 -
우유, 우동, 흰 빵, 흰쌀, 화이트와인, 맥주, 녹차, 백설탕,

과자, 콩, 두부, 남쪽 지방에서 생산되는 과일(바나나, 파인 애플, 귤, 레몬, 메론 등) 잎채소, 식초, 마요네즈 조직이 부드럽고 지방이 많은 육류나 생선

6. 살이 빠지게 하는 방법(생활)

1) 충분한 수면(8시간 이상, 대사 촉진, 기·혈 순환)

2) 식사조절 (식사 전 야채와 샐러리 류, 과일, 견과류 등 섭취)

3) 균형 있는 식단(가공식품, 인스턴트식품, 간편식 멀리하기)

4) 정시·정량 식사하기

5) 천천히 30분 이상 식사하기. 포만감을 부르는 식욕 억제 호르몬인leptin은 식후 20분 지나야 분비되므로 과식을 피할 수 있다.

6) 자연식품섭취(하늘과 땅이 주는 자연식품)

7) 과일 과다섭취 안 하기

8) 탄수화물 적게 먹기

9). 군것질, 야식 안 하기

10) 운동은 식후 3~4시간 후에 한다.(소화 된 후 운동을 해야 지방질을 태운다)

11) 1일 두 끼 식사도 방법

　　(한 끼 단식 또는 생수 · 생식 · 한끼 생야채 위주식사)

12) 장시간 같은 자세로 있지 않는다.

13) 저체온증의 개선 체온이 1도 내려가면 기초 대사량이
　　떨어져 쉽게 살이 찐다.

　우리 몸의 화학반응을 돕는 촉매제가 효소인데 효소의 활성 온
도는 몸의 심부 온도인 37도~38도에서 가장 활발하다. 저 체온이
되면 지방분해 효소인 리파아제의 기능이 떨어져 지방의 분해 작
용이 잘 안 돼 살이 찌게 된다.

　뱃살은 굶거나 운동을 많이 한다고 잘 빠지지 않는다. 저체온
일 때에는 대사 작용이 떨어져 오히려 장기의 체온 유지를 위해
지방을 축적하게 되고, 지방이 축적되면 심장 기능이 떨어져 혈액
순환장애를 일으키고 다시 저체온을 유발한다.

14) 살이 빠지는 식품

　치즈, 메밀, 현미, 검은빵, 레드 와인, 소홍주, 흑맥주, 정종, 홍차
흑설탕, 팥, 검은콩, 낫토, 북쪽 지방에서 생산되는 과일 (사과, 버
찌, 포도, 서양자두), 뿌리채소, 해조류, 채소절임, 된장, 간장, 붉은
살코기나 붉은 살 생선, 새우, 게, 오징어, 문어, 조개류 등

15) 체온을 올리는 방법

　첫째, 유산소 운동과 적절한 근육운동. 우리 몸에서 열 생산을
　　가장 많이 하는 근육 량을 늘려준다.

둘째, 체온을 올려주는 따뜻한 식품이나 차를 마신다.

　　따뜻한 식품 - 추운 지방에서 나는 식품으로 주로 색이 검다.

　　따뜻한 차류 - 대추차, 인삼차, 생강차 등

셋째, 목욕, 반신욕, 족욕 등

넷째, 충분한 보온(특히 겨울철)

다섯째, 충분한 수분을 섭취해야 한다.

7. 근육운동은 젊음을 유지하게 한다.

1) 근육운동

근육 운동은 시기가 매우 중요하다. 식후 1시간 지나서 운동을 하는 것이 좋다.

2) 근육은 나이 들어도 늘릴 수 있다.

인체는 35세부터 근육이 매년 1%씩 자연 감소한다. 그러다 60 대가 되면 30% 감소하고, 80대가 되면 50% 감소하여 허벅지와 엉덩이가 나이 들수록 빈약하게 된다. 그러나 평소에 근육 운동을 꾸준히 하면 90세가 되어도 근육은 키울 수 있다. 인체 근육 660여 개 중 70%가 하체에 있으므로 하체운동을 중심으로 하는 것이 효과적이다.

3) 근육 운동 효과

- 체온이 올라 면역력이 좋아진다. 운동으로 체온이 1℃ 올라 가면 일시적으로 면역력이 5~6배 높아져 외부에서 들어온

세균, 내부에서 생긴 암세포 등을 혈액 내의 백혈구가 먹어 치워 각종 질병을 예방하게 된다.

- 순발력과 인지 능력이 좋아져 낙상을 방지 한다.

- 혈액 순환이 좋아져 심혈관 질환이 예방되고 혈압을 떨어뜨린다.

- 근육 운동 시 체열 상승은 혈액 중 중성지방의 연소 촉진과 혈액 내 당분을 근육세포로 흡수하여 당뇨병과 고지혈증 등을 예방할 수 있다.

- 장기의 연동운동을 도와 소화를 촉진 시킨다.

4) 근육 운동에 좋은 식품

식사는 탄수화물과 단백질이 많이 든 음식을 섭취 한다.

■ 탄수화물 : 잡곡밥, 잡곡으로 만든 빵 등

■ 단백질 : 닭가슴살, 소와 돼지의 살코기, 달걀 등)

8. 효과적인 운동 방법

1) 하체 위주의 운동(인체 근육의 70%가 하체에 있다)

2) 매일 같은 운동 보다 조금씩 변화를 주면서 하는 운동이 좋다. 새로운 운동은 각 근육에 골고루 자극을 주게 된다.

3) 유산소 운동에 근육 운동을 병행한다.

4) 보폭을 넓혀 걷는다.(보폭을 넓혀 걸으면 수명이 길어진다)

5) 체질에 맞는 운동을 하면 보다 효과적이다.

6) 운동(등산 포함) 전 물을 1~2 컵 마신다.

9. 골다공증 예방

골 형성, 골밀도 감소로 뼈가 약해져 부러지기 쉬운 상태의 질환으로 중년 이상 뿐 아니라 영양 불균형, 무리한 다이어트 등으로 젊은 층에서도 생길 수 있다. 특히 넘어질 경우, 골절로 이어질 수 있어 주의해야 한다. 꾸준한 운동과 칼슘이 많이 든 식품과 비타민 D 섭취를 꾸준히 해 주어야 한다.

특히, 골다공증은 한번 걸리면 평생 지속되는 문제라서 최대 골량을 형성하는 젊은 시기와 골 량이 급격히 줄어들기 시작하는 폐경기에 제대로 관리해야 노년기에 골절을 막을 수 있다. 폐경 후 10년 내에 골 량의 20%를 잃을 수 있고, 골다공증 유병률은 여성이 남성보다 5배나 높다. 그 이유는 여성호르몬 분비가 안 되는 '폐경' 때문이다.

여성 호르몬은 뼈의 소멸과 생성에 관여하는 세포들의 균형을 지켜주는 역할을 한다. 폐경이 되면 여성 호르몬이 감소해 이 균형이 깨지면서 뼈가 없어지는 만큼 뼈를 만들지 못한다.

일반적으로 폐경 직후 5년간 매년 3%씩 뼈가 소실되는 것으로 알려져 있다. 5년이 지난 후부터는 매년 1%씩 감소한다. 60세가 되면 전체 골 량의 20%, 80세가 되면 40%가 감소해 골다공증으로 인해 골절의 빈도가 크게 높아진다.

남자의 경우는 보통 50세 이후에 1%씩 감소된다.

□ 예방법

1) 햇빛을 자주 쬐며 30분 이상 걷기(뼈 자극, 비타민D 생성)

2) 칼슘, 비타민 D (비타민 D는 칼슘의 흡수를 돕는다), 비타민K 식품 꾸준히 섭취

3) 카페인이 많이 든 음료 등 습관적으로 마시지 않기

4) 음식 섭취 시 짜게 먹지 않기 (칼슘 흡수를 방해한다)

5) 금연·금주는 빠를수록 건강에 이롭다. 흡연과 음주는 뼈를 이루고 있는 세포에 산소와 영양분이 원활하게 공급 되는 것을 막기 때문이다.

6) 40대 이후부터는 '매년 0,5~1%씩 약해진다'는 연구결과도 있으므로 꾸준히 예방해야 한다.

7) 평소 하체 근육운동으로 넘어지는 것을 최소화하거나 예방

8) 적정 체중 유지

9) 무리한 다이어트 지양. 한 연구에 따르면, '5kg의 체중을 감량한 뒤 다시 체중이 증가한 여성 그룹이, 체중 감량을 한 적이 없는 여성그룹에 비해 척추 골밀도가 낮았다'는 연구결과는 새겨들을 만하다.

10) 골다공증은 증상이 없으므로 정기적인 골밀도 측정을 해야 한다. 특히 폐경기 여성, 저체중, 50세 이후 골절 경험이 있는 사람, 스테로이드 치료를 3개월 이상 받은 사람은 정기적인 골밀도 측정이 반드시 필요하다.

11) 뼈 건강을 돕는 식품

멸치, 뱅어포 등 뼈째 먹을 수 있는 생선과 미역 등 해조류, 견과류, 귀리, 콩류(특히 병아리 콩), 시금치, 브로콜리 등 녹황색 채소, 치즈, 우유, 자두, 홍화씨 등

10. 운동은 뼈를 튼튼하게 하고 우울증, 치매, 뇌졸중, 숙면, 대장암 예방에 도움된다

1) 운동은 뼈를 튼튼하게 한다.

울프(Julius Wolff, 독일의 외과의사 1836~1902)의 법칙에 의하면, '뼈는 가해지는 압력에 반응하여 강해진다'는 이론이다. 즉, '외부에서 뼈에 힘이 가해지면, 그에 맞서는 힘이 뼈의 내부에 발생하고, 그 힘에 비례하여 골 량이 증가 한다'는 말로, 결국 '약한 근육에는 약한 뼈가, 강한 근육에는 강한 뼈가 존재 한다'는 것으로, 유산소 운동과 근육운동을 병행하여 골밀도가 높아지고 근육이 발달하면 몸의 탄력뿐 아니라 낙상 시 골절을 방지 할 수 있다.

2) 운동은 우울증, 치매, 뇌졸중, 대장암 예방에 도움이 된다.

운동을 하면 체온이 상승하고, 혈액 순환이 촉진되어 컨디션이 좋아 진다.

우울증은 체온과 기온상승에 영향을 받는 것으로 추운지방인 핀란드, 스웨덴, 헝가리 북부와 일본의 경우, 북쪽 지역인 아키타현, 야마가타현 등에 우울증 환자가 많은 것으로 알려져 있다.

따라서 운동과 일조량을 통한 체온 상승으로 우울증을 예방하고 개선하는 데에 도움을 주게 된다. 또한 근육의 움직임으로 뇌의

기억 중추인 해마주변의 혈액순환을 촉진시켜 기억력 향상과 치매를 예방 한다.

운동은 음식물의 소화기관 이동을 촉진시키고, 장 내의 접촉시간을 단축시켜 대장암 발생을 떨어뜨리게 된다. 걷기, 수영, 테니스 등의 운동도 뇌졸중 예방에 도움을 주게 된다. (미국의 의학지 뉴롤로지Neurology2009. 11. 24발표) 따라서 운동은 우울증뿐만 아니라 치매, 알츠하이머, 뇌졸중, 대장암 등의 예방과 행복 호르몬인 세로토닌 분비를 촉진시켜 우울증, 불안증 등을 예방한다.

11. 운동은 당뇨병을 예방하고 순환기계의 기능을 높여 혈압을 떨어뜨린다

운동을 하면 체열이 생겨 체온이 올라간다.

체온이 1℃ 오르면 면역력은 5~6배 좋아진다. 이때 백혈구의 활동이 왕성해져 외부로부터 들어온 세균, 바이러스, 체 내에 매일 생기는 암세포 등을 잡아먹어 각종 질병과 암 등을 예방한다.

또한 운동은 근육 속의 혈관도 함께 수축·이완시켜 혈액의 흐름이 좋아지고 혈중 중성지방을 연소시킨다. 이때 혈액속의 당분은 근육이 흡수하여 당뇨병을 예방하고, 좋아진 혈액의 흐름은 순환기계의 기능을 높여 혈압이 낮아진다.

12. 운동은 폐기능을 강화하고, 장기의 기능을 활성화한다

아침 햇살을 받으며 걷기 등 운동을 하면 행복 호르몬인 세로토닌 (Serotonin)의 합성으로 우울증, 신경증, 불안증은 물론, 날숨을 통해 호흡이 깊어져 유해물질이 배출되어 폐 기능이 강화되고, 발바닥의 경혈을 자극시켜 각 장기의 기능을 촉진 시킨다.

1) 경쾌한 걷기 10대 원칙

다음은 대한걷기협회에서 권장하는 경쾌하게 걷는 10대 원칙이다.

첫째, 자기 몸의 버릇부터 알아둔다. 그래야 고칠 점을 찾을 수 있다.

둘째, 등 근육을 펴고 복부를 당겨 걷는다.

셋째, 무릎 관절이 펴질 때까지 보폭을 넓혀 걷는다.

넷째, 발을 내디딜 때는 뒤꿈치부터 땅에 닿도록 한다.

다섯째, 뒤꿈치에서 발가락 쪽으로 발바닥을 훑는 느낌으로 땅에 밀착해 걷는다.

여섯째, 걸을 때는 엄지발가락에 확실히 중심을 싣는다.

일곱째, 발의 움직임은 좌우 모두가 각각 직선을 향하도록 한다.

여덟째, 고개를 바로 들고 눈은 5~15M 전방을 본다.

아홉째, 팔꿈치는 가볍게 굽히고 자연스럽게 원기 있게 흔든다.

열 번째, 호흡은 발의 리듬에 맞게 한다. 또한 걷기 시작 전 5~10분 스트레칭으로 예열하여 부상을 예방하고, 끝난 후에도 스트레칭으로 정리 운동을 한다.

13. 운동은 수면을 촉진 시킨다

운동을 하면 적절한 활동의 효과로 일정부분 몸을 피곤하게 하여 밤에 수면을 촉진하는 작용을 한다. 불면증이나 밤에 자다깨다를 반복하면 다음날 컨디션이 좋지 않게 된다. 이때는 수면제 등 약을 먹기보다는 낮에 운동이나 노동 또는 일에 집중해 보자.

저녁 이후 과다한 수분 섭취도 삼가고 취침 전에는 따뜻한 물로 샤워 후, 잠자리에 들면 의외로 깊은 수면을 할 수 있게 된다. 바로 잠이 안올 경우에는 TV, 스마트 폰 등을 멀리하고 독서를 하면 어느새 잠이 오게 된다. 또한 커피, 녹차 등 카페인이 든 식품을 자주 섭취하는지 점검해보고 중단 또는 제한하거나 섭취 시에는 오전으로 제한해야 한다.

14. 손 · 발을 자주 주무르거나 지압 등의 자극은 건강 을 위한 좋은 습관이다

100세 장수인 중에는 손과 발을 늘 주무르는 분들이 있었다. 손 과 발, 귀에는 오장육부의 경혈과 밀접한 관련이 있어 이를 자극 하는 것은 각 장기의 기능을 활발하게 해주는 효과가 있다.

제 / 5 / 장

수면(睡眠)

수면(睡眠)
수면시간과 정신건강의 상관관계

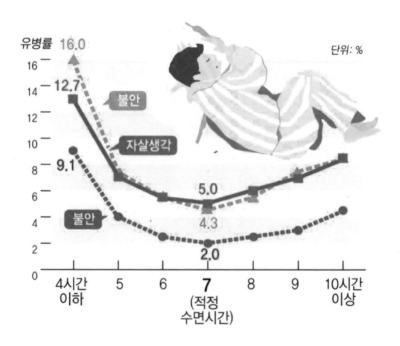

유병률

단위: %

16.0

16

14 — 12.7

불안

12

10

자살생각

8 — 9.1

6

5.0

4.3

불안

4

2

2.0

0

4시간
이하

5

6

7
(적정
수면시간)

8

9

10시간
이상

1. 잠은 건강의 지름길이다

건강을 위한 최고의 방법 중 하나가 좋은 수면에 있다. 또한 면역력을 높이는 최선의 방법이기도 하다.

우리 몸은 소우주로서 자연의 섭리에 따라 정교하고 신비롭게 작용한다. 또한 인간은 본래부터 해가 뜨면 일어나고, 해가 지면 잠자리에 드는 생활을 수백만 년 동안 해왔기 때문에 우리 몸의 생체 시계는 자연의 리듬에 맞춰져 있다.

그 본래의 생체 시계와 리듬에 맞는 생활을 하는 것이 순리이며 건강의 첫 걸음이다.

1) 잠은 보약이며, 최대의 투자다.

'잠이 보약이다'라는 말이 왜 생겼을까?

보약을 먹는 것만큼이나 우리 몸에 이롭다는 것을 몸으로 체험 해 왔기 때문일 것이다.

현대과학에 의해 잠을 자는 동안 일어나는 일들과 신비스러운 현상이 밝혀지고 있다. 아직 밝혀지지 않은 비밀은 더 많을 것이다. 잠에 대해서 알면 알수록 잠을 자는 시간이 조금도 아깝지 않다고 느껴질 것이다. 최고의 투자로 생각이 바뀌게 될 것이다.

2. 수면 중 몸이 하는 놀라운 일들

인간의 몸은 밤 10시부터 다음날 새벽 5시까지 최고의 회복기능을 한다. 또한 질 좋은 수면은 원활한 단백질 대사 작용을 통해 각종 질병을 예방하고, 건강한 몸으로 태어나게 한다.

수면 중 우리 몸이 하는 주요 작용은 다음과 같다.

▷ 첫째, 멜라토닌(Melatonin)과 성장 호르몬의 분비가 왕성한 시간이다. 멜라토닌은 활성산소를 중화하고, 산화로 인해 세포가 상처 입는 것을 예방하는 항산화 호르몬으로 노화 방지와 항암 작용을 한다. 또한, 성장호르몬은 뼈와 근육의 성장을 돕고, 대사를 촉진한다.
두 호르몬의 작용으로 필요한 것은 생성하고, 나쁜 것은 없애 몸의 회복기능이 원활하게 된다.

▷ 둘째, 피로를 회복시키고, 독소를 배출 시킨다.

▷ 셋째, 질병을 예방하고 치료한다.

▷ 넷째, 혈액 정화 작용을 한다.

▷ 다섯째, 신경세포가 만들어진다.

▷ 여섯째, 단백질 대사가 이루어진다. 당질은 낮 동안 지방질로 바뀔 때 당뇨가 안 생기고, 이 지방질이 잠자는 동안 단백질로 바뀔 때 신부전증이 생기지 않는다. 이러한 원활한 대사 과정이 잘 안되면 신경세포가 활성화 하지 못해 생리작용에 이상을 일으켜 몸이 차거나, 변비, 비만, 당뇨, 암 등 각종 질병이 생기는 원인이 된다.

▷ 일곱째, 암, 치매, 알츠하이머, 비만, 고혈압, 당뇨 등 성인병을 예방 한다.

▷ 여덟째, 간과 신장이 좋아져 건강해 진다.

▷ 아홉째, 자율신경의 균형을 유지시킨다.

▷ 열번째, 멜라토닌과 성장호르몬 모두 캄캄한 한밤중에 분비된다.

3. 양질의 수면을 취하는 방법

- 일정한 취침과 기상.

- 침실 주변을 어둡게 한다.

- 오후 늦게 또는 저녁에는 카페인이 든 음료의 섭취를 줄인다.

- 취침 직전에는 운동 삼간다.

- 밤늦게 음식 섭취 피한다.

- 낮에 30~40분 햇볕을 쬐며 유산소 운동을 한다.

- 취침 전 음주금지.

- 가급적 낮잠을 자지 않는다.

- 자기 전 온수 샤워를 한다.

- 낮 동안 일, 노동, 운동, 독서 등 몸을 적절히 피로하게 한다.

- 전자파를 멀리 한다.

- 스트레스를 잊고, 신문, 책, 간행물 등 독서를 한다.

- 저녁 식사 때 수분 섭취를 줄이고, 취침 전에 물 섭취를 줄인다.

- 엎드려 자지 않는다. 엎드려 자는 자세는 호흡에 지장을 주고 심장을 몸으로 누르는 형태가 되어 바른 수면 방법이라 할 수 없다. 또한 심장과 호흡 기능에 문제가 생길 수 있으며 돌연사의 원인이 될 수도 있다.

- 낮에 수면을 돕는 대추차나 국화차를 마시면 숙면에 도움이 된다.

4. 서파(徐波)수면을 늘리면 좋은 이유

깊은 잠은 타우단백질을 줄여 치매, 알츠하이머, 당뇨, 고혈압 등 성인병을 예방한다. 서파수면이 줄면 혈관에 지방이 붙어 혈관이 좁아져 혈류의 진행을 방해하며 이는 생명에 직접적인 위협이 된다.

5. 반드시 수면을 취해야 하는 시간은 언제인가

호르몬 분비가 왕성한 시간대인 밤 11시(子時)부터 새벽 5시(寅時) 까지는 반드시 수면을 취해야 건강에 이롭다. 수면하는 동안 나쁜 것은 배출시키고, 좋은 물질은 생성시켜 우리 몸의 회복 기능을 돕고 각 종 질병을 예방하고 치료하는 최상의 효율적인 시간이다.

▲ 자시(子時. 밤11~1시까지)

- 담은 우리 몸의 병을 방지하고 균형을 유지하며 외부로 부터 들어온 이물질을 해독한다.

- 혈액 순환을 왕성하게 해준다. 신장에서 만들어진 뇌수를 척추를 통해 머리부터 발끝까지 공급받는 시간이다.(자시의 2시간은 낮잠 10 시간 보다 낫다)

▲ 축시(丑時 새벽1시~3시 까지)

- 간에서 피를 맑고 깨끗하게 해주며 이물질과 병균을 없애고 해독작용을 한다.

- 정혈시킨 피를 온몸으로 보내기 시작한다.

- 하루의 힘과 기운이 축시에 달려 있다.

▲ 인시(寅時. 새벽 3시부터 5시까지)

- 폐의 기운이 왕성한 시간이다.

- 기침이 나오며 피부 바같은 위기에 눌러 싸여 외부의 찬 공기 로부터 우리 몸을 보호하는 기운이다.

- 적당한 휴식과 몸을 따뜻하게 해주어야 한다.

6. 동의보감이 밝힌 양질의 수면법

동의보감은 편안한 수면 방법으로 5가지를 제시하고 있다.

1) 오른쪽 옆으로 누워 무릎을 구부리고 잔다.

2) 입을 다물고 잔다.

3) 불을 끄고 주변을 어둡게 한다.

4) 손을 가슴에 올려놓고 자지 마라.

5) 반듯하게 누워 죽은 사람처럼 자지 마라.

7. 인체 생리학상 적당한 수면시간

미국 듀크대 영장류 학자들의'인간의 적정수면'시간 연구에 따르면, 인간이 영장류 중에서 수면시간이 가장 짧은 것으로 밝혀졌다.

인간의 생리와 생태를 감안할 때, 인간의 적정 수면은 9.5시간 이라 한다. 신기할 정도로 매일 이만큼 잔 사람이 있다. 바로 '아 인슈타인'이다

8. 한국의 남·여 장수인 50명의 1일 평균 수면 시간

필자는 2017년 3월부터 2017년 12월까지 10개월에 걸쳐 전국의 100세 전후 남·여 장수인(평균나이 98.66세) 50명과 대조군으로 전국의 일반 중·장년층 남·여 50명(평균나이 51.5세)을 같은 질문으로 대면조사 하여 2018년 7월 논문으로 발표한 바 있다.

이 중 수면시간에 관한 주요 내용은 각각 다음과 같았다.

▶ 전국 일반 중·장년 50명 (평균나이 51.5세) /

　　1일 평균 수면시간　6시간 54분

▶ 전국 100세 남·여 장수인 50명(평균나이 98. 66세) /

　　1일 평균 수면시간　9시간 22분, (낮잠 1.5시간 포함)

연령대별 권장 수면시간

구 분	권장(시간)	적당(시간)	부적당(시간)
신생아(0~3개월)	14~17	11~13 / 18~19	10이하 / 19이상
영아(4~11개월)	12~15	10~11 / 16~18	10이하 / 18이상
유아(1~2세)	11~14	9~10 / 15~16	9이하 / 16이상
미취학(3~5세)	10~13	8~9 / 14	8이하 / 14이상
취학(6~13세)	9~11	7~8 / 12	7이하 / 12이상
10대(14~17세)	8~10	7 / 11	7이하 / 11이상
청년(18~25세)	7~9	6 / 10~11	6이하 / 11이상
성인(26~64세)	7~9	6 / 10	6이하 / 10이상
노인(65세 이상)	7~8	5~6 / 9	5이하 / 9이상

〈자료:미국수면재단(NSF·National Sleep Foundation)〉

9. 밤에 졸리고 아침에 깨는 이유

노벨상 위원회는 "식물과 동물, 인간이 지구의 자전 주기에 따라 어떻게 생체리듬을 조정하는지 밝혀졌다."고 밝혔다.

생체시계(24시간 주기리듬)에 영향을 미치는 유전자를 찾아내 노벨 생리의학상을 공동 수상한 제프리 C. 홀 교수(메인대), 마이클 로 스배시 교수 (브랜다이스대), 마이클 영 교수 (록펠러대) 따르면, 밤에 졸린 이유는 "매일 오후 9시쯤 뇌에서 '멜라토닌'이라는 호르몬이 분비되기 때문이고, 또 오전 7시쯤에는 이 호르몬 분비가 멈추면잠에서 깨게 된다"고 연구결과를 통해 주장했다.

이렇게 생물의 몸이 시계처럼 움직이는 건 뇌하수체의 시신경교 차상핵(SCN)이 24시간 주기로 생체리듬을 조절하기 때문이다.

김은영 아주대 의대 뇌과학 교수는 "이들은 초파리를 이용해 동물, 인간 등 다세포 유기체 세포가 같은 원리의 '생체시계'를 사용하고 있다는 걸 증명했다"고 말했다.

홀 교수와 로스배시 교수는 초파리의 생체리듬이 어떤 유전자로부터 영향을 받는지 최초로 발견했다. 또 생체 시계에서 가장 중요한 역할을 하는 피리어드 단백질의 역할을 규명한 것도 이들이다. 영 교수는 또 다른 주요 생체시계 유전자인 '타임 리스단백질'을 최초로 찾아 낸 인물이다.

이들의 연구 덕분에 피리어드단백질. 타임리스단백질이 클록단백질, 사이클단백질을 억제하면서 졸리기 시작하고, 반대로 클록단백질과 사이클단백질이 쌓이면 잠에서 깨어나는 현상이 알려졌다.

김재경KAIST수리학과 교수는 "생체 시계는 인간의 행동, 호르몬 수 위, 잠, 체온, 신진대사와 같은 중요한 기능을 통제 한다는 사실을 후 학들이 밝혀냈다"며 "인간이 불규칙한 생활을 한다든가, 다른 시간대로 해외여행을 할 때 부적응 하는 이유도 바로 생체 시계 때문"이라고 설명했다.

천혜의 자원에 건강이 있다

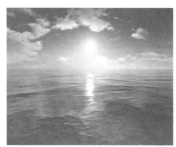

물

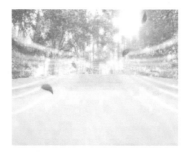

공기

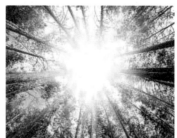

햇빛

제 / 6 / 장

물·햇빛·공기 천혜의
자원에 건강이있다

1. 물

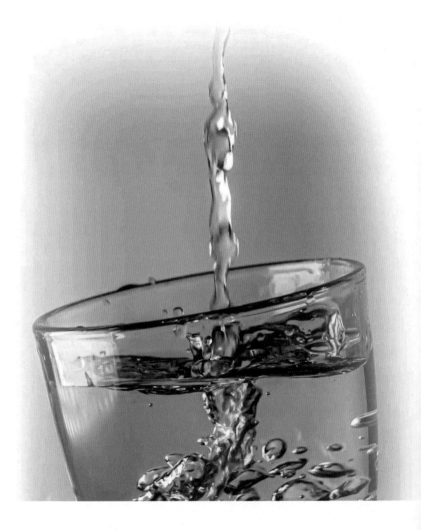

1. 물은 생명의 근원이다.

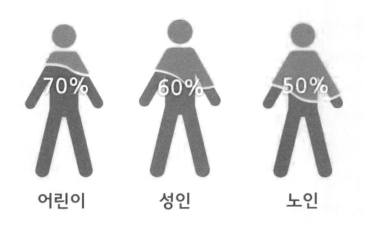

우리 몸의 "수분량"은 어느정도일까요?

70%   60%   50%

어린이   성인   노인

'WHO(세계보건기구)는 깨끗한 물이 70%의 병을 예방할 수 있다'고 밝혔다.

인간의 평균 수명이 늘어난 첫 번째 이유로 '상하수도의 보급과 위생 개선'으로 꼽았을 정도로 깨끗한 물이 건강에 미치는 영향은 매우 크다.

우리 몸은 약 60~100조 개의 세포로 이루어져 있고, 세포의 99%는 물로 구성되어 있다. 물은 신체의 면역세포(적혈구, 백혈구, B임파구, P임파구 등)의 이동을 돕고, 세포에 활력을 줄 뿐만 아니라 노폐물 배출, 적정 혈압 유지, 정화작용, 신체기능 활성화 등 생명 유지에 필수적인 물질이다.

2. 체내 수분이 부족하면 생기는 현상

성인이 1일 폐호흡을 통해 빠져나가는 수분은 약 1L이고, 이밖에 대소변, 피부호흡, 땀 등으로 총 2.7L가 수분으로 빠져나간다. 때문에 그만큼의 물 섭취가 필요하다.

체내에 수분이 2% 부족하면 심한 갈증을 느끼며, 5%가 부족하면 혼수상태가 되고, 12%가 부족하면 사망에 이를 수 있다. 그만큼 물 섭취가 중요하며 생명 유지에 필수다. 이밖에 우리 몸에 수분이 부족하면 변비, 피부노화, 체온저하, 혈액순환 저하, 허리통증, 연골, 심장, 뇌세포에 이상을 초래하고, 간, 폐, 신장 등 각 기관에 부하가 생긴다. 또한, 고혈압, 암 등의 발생 원인이 될 수도 있다.

특히 고혈압, 암 발생 환자의 경우, 평소 물을 적게 마시거나 중요하게 생각하지 않는 이들이 의외로 많다. '물마시기'를 소홀히 하는 인식의 개선이 반드시 필요한 이유다.

3. 물 마시기만 잘해도 질병의 70% 예방

인체에서 수분 비중은 어린이는 80%, 성인은 70%, 노인의 경우 55~50%로 나이를 더해감에 따라 수분 비중이 떨어진다. 외형적으로 보기에도 피부에 활력이 떨어지고, 주름살이 생기게 되는 원인이다. 따라서 세포의 활력, 노화방지, 질병예방을 위해서도 선제적으로 수분섭취에 부족함이 없도록 해야 한다.

세포의 99%, 혈액의 94%, 뇌의 85%가 물로 구성되어 있어 수분섭취가 그만큼 중요하다.

4. 혈액의 항상성

우리 몸의 혈액은 PH7.4~7.5의 약알카리성의 항상성을 유지하고 있어 외부로부터 강산성(알콜, 커피 등)물질이 유입되면 혈액의 항상성 유지를 위해 세포에서는 혈액으로 물이동이 일어난다. 이때 수분이 부족하면 세포의 수명단축, 뇌하수체, 간, 신장, 관절 등에 과부하 등이 생길 수 있으므로 술, 커피 등 강산성 물질을 섭취할 때에는 충분한 물을 마셔주어야 한다.

5. 살아있는 물이란

미네랄, 마그네슘, 철분, 무기질 등을 함유한 깨끗하고 살아있는 육각수의 물을 말한다.

6. 적정한 물 섭취량

물의 적정 섭취량은 체중을 기준으로 35를 곱한 수에 1,000(음식물 섭취 시 들어옴)을 뺀 양의 물이 하루의 적정 섭취량이다.

예 1) 75kg 체중인 경우

75 x 35=2,625cc-1,000(음식 섭취 시)= 1,625cc(순수 물 섭취량)

예 2) 55kg체중인 경우

55 x 35=1,925cc-1,000 = 925cc(순수 물 섭취량)

저체중 또는 고체중인 경우에는 음식물 섭취 시의 수분량이 1000cc보다 적거나 많을 수 있으므로 가감한다.

500cc의 물을 보통 컵에 가득 담으면 2컵이 나오지만 이동 시

불안정 함으로 4/5정도인 200cc 기준으로 체중에 따라 5~8컵을 아래의 방법으로 섭취 한다.

7. 바른 물마시기

- 물 섭취는 목이 마르기 전에 선제적으로 마시는 습관을 들여야 한다.

- 물 마시고 싶은 신호가 왔을 때는 몸이 수분부족인 상태로 이미 늦다

- 성인기준 1일 5~8잔을 조금씩 여러 번 나누어 마신다.

- 아침 기상 후 1잔, 식전 30분 반잔, 잠자기 30분전 반잔, 식후 1시간 후부터는 1회에 소주 컵 분량을 조금씩 나누어 수시로 마신다.

- 산보, 등산, 운동 시에는 출발 전 1~1.5컵 이상 미리 마신다.
  취침전 마시는 물은 심근경색, 뇌경색 등 예방에 좋다. 아침 기상 후에 마시는 물은 밤새 생긴 독소를 배출하고, 위의 연동운동을 촉진시켜 소화기능을 개선하는 데 도움을 줄 수 있다.

2. 햇볕 쬐기 (일광욕)

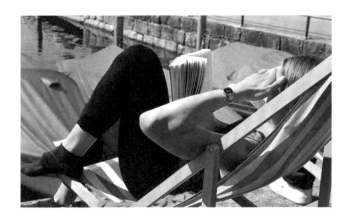

1) 햇빛은 뼈를 튼튼하게 해준다. 햇볕을 쬐면 몸 안에서
   비타민D가 만들어 진다.

   음식으로 칼슘을 섭취를 해도 비타민D가 없으면 제대로 흡수
   가 되지 않아, 체내의 뼈에 있는 칼슘을 사용하기 때문에 뼈가
   약해지는 골다공증이나 휘는 증상이 나타난다.

2) 햇빛은 혈류를 좋게 하는 천연 항 우울제

   햇볕을 쬐면 체온이 오르고 혈류를 촉진시킨다. 또한 행복호
   르몬인 세로토닌(serotonin)의 분비를 촉진시켜 저체온에서 많
   이 오는 우울증을 완화시킨다.

3) 햇빛은 혈압을 낮춘다.

   영국 에딘버러 대학의 랜드마크 연구소(landmark study)에
   따르면 햇볕을 쬐면 피부에 산화질소가 생성되어 혈관을 확장
   시킴으로 혈압이 2~5mmHg 낮아져 뇌졸중이나 심장마비가 올
   확률이 낮아진다고 발표했다.

4) 햇빛은 병균이나 바이러스 등 유해균을 살균한다.

　햇빛은 질병과 싸우는 백혈구의 면역기능을 높여준다. 또한 햇빛에서 나오는 자외선은 병균이나 바이러스 등을 살균하기도 한다. 적절한 햇볕 쬐기(일광욕)는 면역체계를 강화시키므로 잠깐씩이라도 햇볕을 쬐며 산책하는 것이 좋다.

5) 햇빛은 뇌 기능과 수면을 촉진 시킨다.

　뇌의 인지기능을 담당하는 해마의 신경세포를 활성화 시킨다. 낮에 햇빛을 쬐면(30분 이상) 14시간 후에는 수면 호르몬인 멜라 토닌 분비를 촉진시켜 불면증 개선에 도움을 줄 수 있다.

6) 햇빛은 암 예방, 심장 기능을 좋게 한다.

　햇볕의 비타민 D는 대장암, 유방암 등 암 발생을 억제한다. 캘리포니아대학의 연구진 프랭크. 세드릭가랜드 (Frank & Cedric Garand)박사는 암 예방과 관련, 일광욕을 권장하고 있다. 또한 오장 중 양의 기운을 가진 심장의 기능이 향상된다.

7) 치매 예방에도 좋은 햇빛

　나이가 들면 햇빛을 비타민D로 전환하는 작용이 떨어진다. 혈중 비타민 D의 농도가 낮을수록 치매 전 단계인 '경도인지장애'와 치매 발병 가능성이 약 2배 증가했다는 연구결과도 있다.

백세 장수인들은 '햇볕 쬐기'를 많이 하는 것으로 나타났다.

　필자의 연구조사 결과, 100세 장수인 68%가 햇볕을 많이 쬐는 것으로 나타났다. 이에 반해 대조군 중장년층에서는 '조금 쬔다'는 응답이 52%로 장수 노인과 큰 차이를 보였다.

심현국 (박사학위논문) '장수노인의 건강 생활에 미치는 요인에 관한 연구' 2018

8) 햇빛은 무한, 무비용의 천혜의 자원

'햇볕 쬐기'는 별도의 비용이 들지 않으므로 건강과 면역력 증진, 암예방 등을 위해 수시로 쬘 것(일광욕)을 권장한다.

3 공기

1. 공기의 역할

지구상의 모든 생물은 숨을 쉬지 않으면 살 수 없다. 또한 공기는 자외선이 지구에 지나치게 들어오는 것도 막아주고, 우주에서 날아오는 운석 등을 불태워 없애 주기도 하며, 소리와 냄새를 전달하는 역할도 한다. 이러한 공기의 99%는 지구 표면으로부터 30km 안에 있다. 그 이유는 지구의 중력 때문이다.

수소나 헬륨같이 가벼운 공기는 더 높은 곳에 있어 현재의 대기권을 형성하고 있다

2. 공기의 구성

지구 대기의 하층부를 둘러싼 공기는 무색, 무취의 투명한 기체로 산소 21%와 질소 78% 그밖에 1%는 아르곤, 네온, 이산화탄소, 헬륨 등으로 이루어져 있다. 인간은 3분 이상 숨을 쉬지 않으면 생명을 유지할 수 없을 만큼 매우 귀중한 물질이다.

3. 깨끗한 공기는 뇌와 폐를 건강하게, 혈액을 정화

호흡으로 흡입된 산소는 혈액에 의해 각 기관으로 공급된다. 공급된 산소는 뇌와 근육에서 많이 소비된다. 근육은 산소를 어느 정도 저장할 수 있으나 뇌는 공급과 동시에 다 쓰기 때문에 산소소비가 많다,

닫힌 공간 특히 자동차 안이나 실내에서 환기를 하지 않고 오래 있으면 머리가 아프거나 무거워지는 증상은 산소부족 때문이다. 환기를 자주 해주어야 한다.

음주 후에 혈중 알코올 농도 또한 산소공급을 떨어뜨리는 원인이 될 수 있다. 알코올을 분해하는 데는 상당한 양의 산소가 필요하기 때문이다. 음주 시에 절제가 필요한 이유다. 좋은 공기의 흡입을 늘리면 심폐기능 증진과 자율신경 운동으로 혈관이 확장되어 혈압이 안정되고, 혈액 중 산소를 운반하는 헤모글로빈의 활동을 높여 혈액 정화에도 좋은 영향을 주게 된다.

4. 산소의 생성

숲과 나무 : 30 %

바다 / 바닷가 : 70% (갯벌, 해초류, 플랑크톤)

산소의 생성은 숲과 나무에서 30%, 바다와 바닷가에서 70%가 생성된다. 지구의 허파라는 아마존 열대우림이 줄어드는 것은 매우 안타까운 일이다. 전 지구촌이 환경에 많은 관심을 갖고 나무 심기와 숲을 늘려나가며 바다가 오염되지 않도록 해야 한다.

5. 공기 중 산소농도 분포

공기 중 산소 농도

	산소농도	느낌
자동차내부(밀폐공간)	18%	매우 답답
찜질방(밀폐공간)	18.5%	매우 답답
지하철(출퇴근시간)	19.4%	답답
아파트, 사무실(밀폐)	19~20%	약간 답답
서울 도심	20.6%	보통
서울 도심 숲	20.9%	상쾌
설악산 저지대	21.6%	매우 상쾌
아마존 열대 우림	23%	지구촌 최고 산소농도

아침 기상 후 산소농도가 떨어진 실내의 공기는 창문을 활짝 열고 신선한 공기로 바꿔 주는 습관을 생활화 하여야 한다. 또한 자동차 운행 시에도 자주 환기를 해주면 좋다.

6. 음이온과 양이온

공기 중에는 산소, 질소, 탄산가스, 수소 등과 함께 양이온과 음이온이 존재한다. 양이온과 음이온은 전기를 띤 눈에 보이지 않는 미립자를 말한다.

대기 중에는 음이온과 양이온이 끊임없이 만들어지며 +(플러스) 전하를 띤 입자는 양이온, -(마이너스) 전하를 띤 입자를 음이온이라 한다.

7 음이온 효과

세포의 신진대사를 촉진시켜 활력을 주고 산성화된 혈액을 약알카리성으로 만들어 주며, 이밖에 자율신경 안정, 혈액 정화, 폐 기능 강화, 면역력 강화, 등 신체건강 증진에 매우 좋은 작용을 한다. 또한 암 예방, 불면증, 알레르기, 성인병, 갱년기장애, 어깨 결림, 폐렴예방 등 세포 활성화와 알레르기 체질을 개선한다.

8. 음이온이 많은 곳

음이온이 많은 생성되는 곳으로는 나이아가라 폭포와 같은 폭포 인근, 파도치는 해변, 나무가 많은 울창한 숲이다.

산이나 바닷가에 가면 상쾌하고 기분이 좋아지는 이유가 음이온이 많기 때문이다.

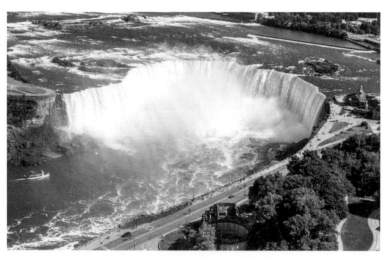

〈음이온이 가장 많이 생성되는 나이아가라 폭포〉

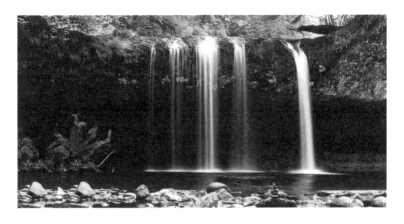

〈음이온이 많이 생성되는 폭포수〉

음이온 (단위 : 개/CC)

나이아가라 폭포 : 100,000 / 파도치는 해 변 : 80,000

폭포 주변 : 10,000~18,000 / 구 례 숲 : 10,000

천둥·번개·우천 시 : 3,000 / 정원에서 물주기 : 1,000~3,000

도시, 시내 : 80~200 아파트, 등 / 실내 : 100~150

9. 양이온(단위 : 개/CC)

공기 중의 이온은 기상조건에 따라 시시각각 달라진다. 한랭전
선, 저기압, 불연속선 등이 통과할 때는 양이온이 증가한다. 이때
는 인체의 음이온이 감소하고, 양이온이 증가해져 신경통, 천식,
뇌졸중 등의 발생이 높아진다는 보고가 있다.

전자레인지 : 2,000~4,000 / 담배연기 : 3,000~5,000

에어컨 : 250~ 400 / 사무실 : 550

환기 잘되는 사무실 : 0 (음이온 ; 380)

10. 음이온은 암 예방 등 면역력을 좋게 한다.

숲이 우거진 산이나 파도치는 바닷가에 가면 머리가 상쾌해지고, 기분이 좋아진다. 음이온이 많은 신선한 공기 때문이다. 이는 세포를 활성화하며 신진대사를 촉진시키기 때문이다. 또한 산성화된 혈액을 약 알카리성으로 만들어 주며, 폐 기능을 강화하여 주어 알레르기 체질 개선, 불면증, 성인병, 암 예방 등 각종 신체 장기의 면역력을 강화해 건강 증진에 매우 좋은 작용을 한다.

11. 소나무 숲이 좋은 이유

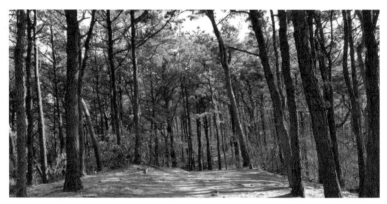

〈저자가 자주가는 소나무숲〉

숲은 피로, 우울감 해소가 잘 된다. 특히 소나무 숲이 좋은 것으로 알려졌다. 편백나무 숲, 졸참나무 숲도 소나무 숲에 못지않다.

숲은 긍정적인 감정이 높아지고, 스트레스를 줄여준다.

필자도 산행 시 소나무 숲이 많은 곳에서는 주로 쉬었다 가곤 하는데 솔향에 매번 좋은 기분을 느낀다.

(농진청 정나라 박사의 숲의 종류에 따른 이용자의 기분개선 효과 조사, 일반인, 고혈압, 당뇨병 환자 등 180명 대상)

12. 환기를 자주 해야 건강에 좋다

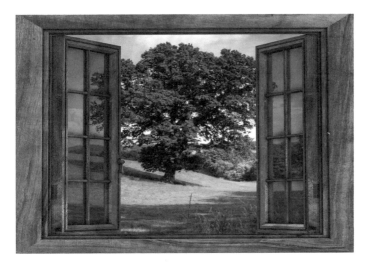

주택, 사무실, 자동차 등 닫힌 공간에서는 자주 환기를 해주어야 한다. 고기능 고단열의 주택, 사무실 등 밀폐된 공간일수록 각종 유해 물질로부터 폐를 보호하여야 한다.

한 연구 결과에 따르면, 실내를 환기할 때 미세먼지의 양이 1/8로 줄고 일산화탄소와 이산화탄소 등 유해 물질 등이 감소한 연구 결과가 발표됐다.

공기청정기에 의존하는 것보다 자주 창문을 열고 외부의 신선한 공기가 유입될 수 있도록 자주 환기를 시켜주어야 한다. 특히 겨울철에는 하루에 3회 정도는 주기적으로 창문을 열고 신선한 공기로 바꿔주어야 건강을 지킬 수 있다. 자동차를 운행할 때에도 심한 매연 지역이 아니라면 30분에 한 번씩 환기를 해주는 것이 좋다.

신선한 공기는 폐 건강뿐만 아니라 혈액을 정화해 혈액 오염으로부터 오는 각종 질병을 예방할 수 있기 때문이다.

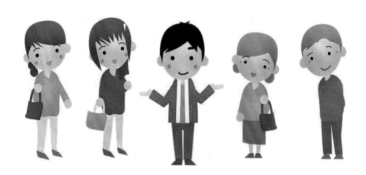

제 / 7 / 장

사상체질과 음식

사상체질과 음식

1. 사상체질이란?

사상체질의 창시자 이제마(李濟馬, 1837~1900)는 허준과 함께 한의학의 새 지평을 열었다.

조선말기 철학자이자 의학자인 이제마(李濟馬)에 의해서 사람은 네 가지 체질인 '태양인', '태음인', '소양인', '소음인' 네 가지 체질이 있다는 것을 처음 밝혀냈다.

이제마는 사상체질의학 외에도 한의서인 『동의수세보원』(東醫壽世保元)과 철학서인 『격치고』(格致藁)를 남겼다.

* 이제마 (李濟馬) 라는 이름을 얻게 된 탄생 일화

이제마를 가장 아껴주고 사랑하였던 할아버지 충원공이 꿈을 꾸었다.

어떤 사람이 탐스러운 망아지 한 필을 끌어와서 "이 망아지는 제주도에서 가져온 용마인데 아무도 알아주는 사람이 없어 귀댁으로 끌고 왔으니 맡아서 잘 길러 달라"고 하고 기둥에 매어 놓고 가버렸다.

자세히 살펴보니 망아지가 어찌나 탐스럽고 사랑스럽던지 등을 어루만지며 기뻐하다가 잠에서 깨어났다. 꿈이 하도 신기하여 '무슨 꿈일까'하고 곰곰이 생각에 잠겨있던 때에 밖에서 누가 찾는 소리가 들렸다.

급히 하인을 불러 '나가 보라'고 하니, 하인이 나갔다가 들어오는데 뒤에는 어떤 여인이 강보에 갓난아기를 싸안고 따라들어왔다.

이제마의 아버지를 불러 이유를 물어보니 이제마의 아버지인 이진사가 어느 날 술에 취해 주막에서 묵게 되었다, 이 주막에는 늙은 주모가 시집 못 간 딸 하나를 데리고 살고 있었는데, 인물도 못 생기고 사람됨이 변변치 않아 시집보낼 생각조차 못 하고 있던 중이었다. 주모가 생각다 못해 이진사의 방에 딸을 들여보내 하루를 묵게 했다고 한다.

취중에 저지른 일이라 이제마의 아버지는 대답도 못 하고 서 있기만 하자 충원공이 조금 전에 꾸었던 꿈이 떠올라 여인과 갓난아기를 받아들이기로 하였다. 그래서 아이의 이름을 '제주도 말을 얻었다' 하여 제마(濟馬) 라고 지었다.

이제마는 1837년 함경북도 함흥군 천서면에서 서자로 태어났다. 어려서부터 할아버지 충원공의 사랑을 많이 받고 자라났다. 천성이 쾌활하고 용감하여 개성을 굽힐 줄 몰랐다. 학문도 열심히 하여 당대의 문장에게 학문을 배웠다. 특히 '사서삼경'과 '주역'에 밝았으며 무예를 좋아했다. 그 후 13세에 향시에 장원을 했다. 어려서부터 '커서 훌륭한 장수가 되겠다'는 야심을 갖고 있었다. 그래서 스스로 동국(東國)의 무인이란 뜻에서 호를 동무(東武)라 지었다.

2. 체질을 구분하는 이유

사람은 날 때부터 타고난 체질이 있고, 그 체질에 맞게 음식을 먹어야 한다. 이는 체질이 선천적으로 타고난 장부(臟腑)의 기능상 차이가 있기 때문이다.

같은 약물, 같은 음식물 일지라도 사람에 따라 미치는 영향이 다르며, 질병에 대한 치료 또한 체질에 맞게 해야 좋은 효과가 나타난다는 것이다.

3. 체질은 변하는가

태어나서 죽는 날까지 타고난 체질을 말하며, 체질은 평생 변하지 않는다. 개선하더라도 체질의 속성은 남아있다.

4. 외형과 체질을 근거로 진단한다

체질은 외모(外貌) 즉, 신체 부위의 골격이나 특징은 물론 얼굴 상태와 전체적인 느낌을 알 수 있는 용모사기(容貌詞氣) 보고 구별한다.

● 체질로 본 외형적 특징

☐ **태양인(太陽人)**

◆ 머리, 목덜미 등 하체보다 상체가 발달했다.

◆ 눈은 광채가 있고, 강해 보인다.

◆ 건장하고 과단성 있다.

◆ 현실보다 이상적인 면을 추구한다.

◆ 대머리가 많다.

◆ 남성적인 면이 많고, 목소리가 크다.

◆ 귀가 잘 생기고 크다.

◆ 땀을 많이 흘리는 편이다.

◆ 귀가 잘 생기고 크다.

☐ 태음인(太陰人)

◆ 환경에 적응을 잘한다.

◆ 시작한 일을 끝까지 해내고 꾸준하다.

◆ 키가 큰 편이다.

◆ 참을성이 강하고 신중하다.

◆ 속마음을 쉽게 표현하지 않는다.

◆ 코가 크거나 잘 생겼다.

◆ 귀가 작거나 못 생겼다.

◆ 겁이 많다.

◆ 게으른 면이 많다.

◆ 보수적이며 욕심이 많다.

◆ 변화를 싫어한다.

☐ 소양인(少陽人)

◆ 가슴, 흉부가 발달한 데 비해 하체가 약하다.

◆ 눈이 맑고 광채가 난다.

◆ 창의력이 있고, 불의를 참지 못한다.

◆ 남을 위한 봉사 정신이 강하다.

◆ 날렵하고 용감하다.

◆ 행동이 가볍고 과시, 장식하는 것을 좋아한다.

◆ 직선적이며 감정에 치우치는 면이 있다.

☐ 소음인(少陰人)

- ◆ 엉덩이 부위가 발달하고 가슴이 좁다.
- ◆ - 대체로 키가 작으나 큰 사람도 있다.
- ◆ 눈은 둥글고 맑으며, 턱 주위가 부드럽다.
- ◆ 여성적이며, 말투가 자연스럽고 편안하다.
- ◆ 원론적이고 예의가 바르다.
- ◆ 매사에 정확하나, 너무 치밀할 때도 있다.
- ◆ 원론적이고 예의가 바르다.
- ◆ 편안함을 좋아하고 개인주의적이다.
- ◆ 간섭을 싫어하고 질투심이 많다.

5. 체질별 성격

☐ 태양인(太陽人)

- ◆ 처음 본 사람과도 잘 사귄다.
- ◆ 모든 일에 거침없이 행동 하며, 막힘없이 시원스럽게 처리한다.
- ◆ 무슨 일이든 마음에 오래 담아두지 않는다.
- ◆ 필요 이상의 예의를 차리는 일 등의 허례허식을 싫어한다.
- ◆ 영웅심과 자존심이 강하다.
  - 강한 추진력이 있다.
- ◆ 남을 무시하거나 제멋대로 행동하여 사회 적응에 실패 하기도 한다.

☐ 태음인(太陰人)

- ◆ 사회 적응(환경)에 능하다.

- 느긋한 성격이다.
- 마음먹은 일이 있어도 행동으로 옮기기 힘들다.
- 욱하는 성질과 고집이 세다.
- 성취력이 있고, 욕심이 많다.
- 시작한 일은 끝까지 잘 마친다.
- 매사 신중하고 이해하려는 마음이 깊다.
- 게으르고 보수적인 면이 있다.

☐ 소양인(少陽人)

- 활동적이고 명석하다.
- 창의력이 뛰어나 아이디어 뱅크다.
- 마음이 강직하고 열성적이다.
- 봉사 정신이 강하다.
- 마무리가 부실하고, 가정이나 개인적인 일은 소홀히 한다.
- 일면 경솔하고, 과시욕이 있어 실속이 없다는 평을 듣기도 한다.
- 봉사 정신이 강하다.
- 일 처리가 빠르다.
- 성격이 급하며 기분 나쁜 일에 곧바로 감정을 표현한다.

☐ 소음인(少陰人)

- 매사에 꼼꼼하고 원칙주의자다.
- 사람들과 잘 어울린다.
- 여성적인 성격으로 온순, 다정다감하다.
- 사람들과 잘 어울린다.

- 꼼꼼하고 내성적이며 적극적 활동이 부족하다.
- 기분 나쁜 일은 오래가 스트레스를 심하게 받기도 한다.
- 편안하고 느긋한 성격이다.

6. 체질별 장기의 특징과 유·무해 음식

우리 인체는 체질에 따라 오장의 장기 중 강하고 약한 부분이 있다. 영양의 균형 측면에서 음식을 편식하지 말고 골고루 조화롭게 섭취해야 하며, 건강의 효율적 증진을 위해서는 체질에 따라 유익하거나 해로운 음식이 있으므로 자신의 체질을 알고 그 체질에 맞는 음식을 먹는 게 매우 중요하다.

□ 태양인(太陽人)

폐대간소(肺大肝小) - 음식물의 흡수 기능은 약하나 순환이나 발산 기능은 강하다.

- 유익한 음식 ; 담백하고 서늘한 음식, 채소류, 지방이 적은 해물류
- 유익한 식품의 종류
  - 곡류 ; 쌀, 보리, 검은콩, 검은깨, 호밀, 메밀,
  - 채소류 ; 배추, 양배추, 케일, 푸른 야채, 취나물, 가지, 오이, 토마토, 대부분의 잎채소.
  - 어패류 ; 미역, 김, 다시마, 새우, 굴, 전복, 오징어, 해삼, 붕어, 문어, 게, 도미, 고등어 등 해산물.
  - 과일류 ; 포도, 감, 앵두, 귤, 오렌지, 다래, 모과, 딸기, 앵두, 복숭아, 키위, 바나나. 파인애플 등
- 해로운 음식 ; 맵고 뜨거운 음식, 고지방 음식, 고칼로리 인스

턴트 식품

• 해로운 식품의 종류

 - 곡류 ; 찹쌀, 밀가루, 율무, 땅콩, 밤, 대추, 호두, 은행, 참깨(기름),

 - 채소류 ; 무, 당근, 도라지, 더덕, 마

 - 육류 ; 모든 육류, 기름진 음식, 우유, 베지밀, 계란,

 - 과일류 ; 멜론, 수박

 - 기타 ; 설탕, 꿀, 로얄제리, 화분, 인삼, 녹용, 홍차, 커피, 술,
 비타민 A, D

☐ 태음인(太陰人)

간대폐소(肝大肺小) - 음식물 흡수 기능은 강하나 순환과 발산하
는 기능은 약하다.

• 이로운 음식 : 고단백질 음식, 채소류, 생선류. 소식이 좋다.

• 유익한 식품의 종류

 - 곡　류 : 콩, 통밀, 우리 밀, 수수, 율무, 들깨

 - 채소류 : 호박, 무, 열무, 도라지, 연근, 우엉, 더덕, 버섯, 마
 늘, 고구마, 감자 토란, 죽순, 양파, 콩나물, 당근 등 뿌리채소

 - 육류와 어류 : 소고기, 장어, 미꾸라지, 메기 등 고단백 식품.

 - 과일류 : 사과, 배, 수박, 살구, 호두, 밤, 은행, 견과류

 - 기타 : 비타민A.D, 녹용, 마, 스쿠알렌, 칡차, 알카리성 물,
 치즈 등 유제품

• 해로운 음식 ; 고 칼로리 음식, 인스턴트식품, 고 지방 식품

• 해로운 식품의 종류

 - 곡류 : 메밀, 흰 밀가루.

- 과일 : 포도, 키위, 머루, 다래, 모과, 곶감.

- 채소류 : 배추(김치), 상추, 케일, 신선초, 샐러리, 취나물 등, 푸른잎 채소 (열무는 제외)

- 어패류 : 고등어, 갈치, 청어, 꽁치, 참치, 게, 새우, 오징어, 낙지, 굴, 등푸른 생선, 생선회, 모든 조개류.

- 기타 : 포도당 주사, 녹즙, 오가피, 코코아, 초콜릿, 모과차. 인스턴트 식품(인공 첨가물)

☐ 소양인(少陽人)

비대신소(脾大腎小) - 소화기능은 강하나 배설 기능이 약하다.

• 유익한 음식 ; 싱싱하고 시원한 음식과 과일, 채소류, 해산물.

• 유익한 식품의 종류

- 곡물 : 쌀, 녹두, 보리, 검은팥, 색 있는 콩, 메밀, 검은깨, 들깨, 땅콩

- 채소류 : 배추, 양배추, 푸른 야채, 시금치, 열무, 미나리, 샐러드, 신선초, 취나물, 오이, 상추, 드룹, 무, 연근, 토란, 우엉, 가지, 숙주, 호박.

- 육류, 어패류 : 돼지고기, 오리고기, 자라, 거북, 가물치, 굴, 오징어, 낙지, 대부분 어패류.

- 과일류 : 감, 곶감, 포도, 참외, 수박, 딸기, 멜론, 바나나, 파인애플

- 기타 : 영지, 결명자, 구기자, 비타민E

• 해로운 음식 ; 뜨거운 음식, 인스턴트 식품, 화학조미료.

• 해로운 식품의 종류

- 곡물 : 찹쌀, 차조, 율무, 밤, 대추, 호두, 옥수수, 현미, 참깨(기름)

-채소류 : 고구마, 파, 당근, 도라지, 더덕, 마, 생 강, 카레, 후추, 겨자.

- 육류·해조류 : 닭고기, 개고기, 흑염소, 양고기, 미역, 다시마. 김

- 과일류 : 사과, 귤, 오렌지, 레몬.

- 기타 : 인삼, 꿀, 화분, 비타민B군, 술, 흰설탕

☐ 소음인(少陰人)

신대비소(腎大脾小) -소화 기능은 약하나, 배설기능은 상대적으로 강하다.

• 유익한 음식 ; 따뜻한 음식과 채소류.

• 유익한 식품의 종류

- 곡 물 : 쌀, 현미, 찹쌀, 차조, 흰콩, 옥수수,

- 채소류 : 시금치, 감자, 고구마, 무, 연근, 우엉, 후추, 참기름, 생강, 마늘, 고추, 파, 가지, 호박, 쑥

- 해조류 : 미역, 김, 다시마, 파래.

- 육류 : 개고기, 닭고기, 양고기, 염소고기, 노루고기, 꿩, 참새, 칠면조, 뱀, 미꾸라지, 뱀장어, 명태, 흰살생선

- 과일류 : 사과, 귤, 오렌지, 자몽, 토마토, 복숭아 .

- 기타 : 대추, 인삼, 꿀, 사이다, 비타민 B .C

• 해로운 음식 ; 찬 음식, 인스턴트식품, 과식.

• 해로운 식품의 종류

- 곡류 : 보리, 팥, 밀가루, 메밀, 녹두, 들깨.

- 채소류 : 배추, 케일, 미나리, 샐러리, 오이, 참 외, 멜론.

- 육류·어패류 : 돼지고기, 조개, 새우, 게, 굴, 오징어, 오리고기.

- 과일 : 감, 곶감, 포도, 배, 바나나.
- 기타 : 영지, 결명자, 구기자, 숙지황, 찬 음식, 얼음, 맥주, 비타민 E, 흰설탕.

7. 이상체질론(二象體質論)

배경 - 사람의 체질을 음·양론에 따라 간편화한 것으로 음과 양으로 구분했다.

'태양인'과 '소양인'을 양의 체질, 태음인'과 '소음인'을 음의 체질로 간편화한 것이다.

양의 체질과 음 체질의 특징

• 양 체질 : 상체가 튼튼하게 발달되었다. 표정이 밝고 남성적인 기질이 많은 사람을 양인 또는 양체질로 본다.

• 음 체질 : 하체가 튼튼하게 발달되었다. 표정이 어둡고 여성적인 기질이 많은 사람을 음인 또는 음 체질로 본다
대부분의 음식물이 태양인에게 적합한 것이면 소양인에게도 적합하고, 태음인에게 적합하면 소음인에게도 적합하다.
태양인에게만 적합한 음식물을 소양인이 먹었을 경우, 크게 유익하지는 않더라도 별탈은 없다. 또한, 소양인에게만 적합한 음식물을 태양인이 먹었을 경우도 마찬가지이며, 태음인과 소음인의 경우도 큰 문제는 없다.

8. 체질에 적합한 운동

❏ '태양인'과 '소양인'- 화와 열이 상체에 많아 하체 위주의 운동

이 좋으며, 음기가 하초(下焦)와 단전(丹田)에 가도록 한다.

- ☐ '태음인'- 땀을 흠뻑 흘리는 전신운동이 좋다. 천천히 오래 해야 혈액 순환을 촉진하고, 체지방을 소모시킬 수 있기 때문이다.

- ☐ '소음인'- 체력에 맞게 조금씩 나누어서 하는 것이 좋다. 땀이 조금 날 정도로 해야 하며, 흠뻑 내지 않도록 한다.

9. 체질별 발병률이 높은 질병

☐ 태양인(太陽人)

기운이 얼굴과 가슴 쪽으로 상승하여 병이 올 수 있다. 마음을 안정시키고 차분하게 해야 하며, 담백한 음식과 해물류, 채소류가 좋다.

화를 내거나 염치없는 행동, 기름진 음식을 삼가야 하고, 부지런한 생활을 해야 한다. 간장 질환, 소화불량(신트림), 식도경련, 불임증, 안질, 아토피성 피부병, 근 무력증, 대장질환이 올 수 있다.

☐ 태음인(太陰人)

성인병이 많이 나타나는 체질로 조심해야 한다. 고 칼로리 음식을 피하고 소식해야 하며, 규칙적인 운동과 땀을 많이 내고 목욕을 자주하는 것이 좋다. 욕심을 적게 갖는 것도 중요하다.

급성폐렴, 기관지염, 천식, 심장병, 고혈압, 당뇨병, 비만증, 중풍, 습진, 종기, 두드러기, 간장질환, 요통, 비염, 축농증, 중이염, 대장염, 과민성 대장중후군, 변비, 노이로제, 감기, 맹장염, 장티푸스

□ 소양인(少陽人)

항상 마음을 차분하게 하고, 언행을 심사숙고하여 결정해야한다. 화를 참지 못하여 병이 올 수 있다. 화가 많으면 고혈압, 당뇨병이 올 수 있고, 하초가 약하여 신장병이 올 수 있다.

자극적인 것, 매운 것을 피하고 신선한 야채와 과일이 좋다

당뇨병, 심장병, 방광염, 요도염, 조루증(정력부족), 소화불량, 위 십이지장궤양, 피부병, 갑상선기능항진증, 불임증, 상습요통, 협심 증, 백납, 중풍, 여름을 타는 병.

□ 소음인(少陰人)

꼼꼼하며 자상하고 내성적인 성격이나 일을 정확하게 처리한다. 성격이 치밀 완벽하여 스트레스로 인한 병이 올 수 있다. 사소한 일에 너무 집착하지 말고, 마음을 여유로운 마음을 갖도록 한다. 또한 강박관념을 없애고 담대한 마음으로 생활하도록 노력한다.

위장 기능이 약해 많이 먹지 못하며, 신경성, 소화기, 간 계통에 취약하다. 항상 따뜻한 음식으로 정시 정량을 해야 한다.

소화불량, 위염, 위하수, 위산과다증, 상습복통, 급만성 위장병, 우울증, 신경질환, 무기력증, 변비, 수족냉증, 설사, 멀미, 더위 타는 병, 오한증(추위 타는병)

10. 체질에 맞는 한방차

□ 태양인(太陽人)

화가 많은 체질로 맑은 성질의 차가 좋다. 모과차, 감잎차, 오가피차 등이 좋다.

☐ 태음인(太陰人)

음식을 절제하여 성인병을 조심해야 한다.

설록차, 작설차, 맥문동차, 천문동차, 오미자차, 음양곽차, 용안육 차, 칡차, 율무차 (변비 시 피한다)

☐ 소양인(少陽人)

열이 많고 성격이 급한 체질로 시원한 약재가 좋다.

산수유차, 구기자차, 보리차, 결명자차, 당근즙, 녹즙, 참외, 수박, 포도, 토마토 등의 과일즙.

☐ 소음인(少陰人)

몸이 차고 위장기능이 약한 관계로 따뜻한 성질의 약재가 좋다.

생강차, 귤차, 유자차, 레몬차, 대추차, 꿀차, 당귀차, 천궁차, 인삼차, 계피차, 대추·생강 섞은차, 대추·생강·인삼 섞은 차 (원기보충 시 인삼 추가)

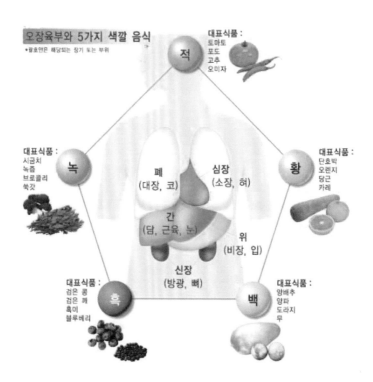

오장육부와 5가지 색깔 음식

*괄호안은 해당되는 장기 또는 부위

적

대표식품 :
토마토
포도
고추
오미자

녹

대표식품 :
시금치
녹즙
브로콜리
쑥갓

황

대표식품 :
단호박
오렌지
당근
카레

폐
(대장, 코)

심장
(소장, 혀)

간
(담, 근육, 눈)

위
(비장, 입)

신장
(방광, 뼈)

흑

대표식품 :
검은 콩
검은 깨
흑미
블루베리

백

대표식품 :
양배추
양파
도라지
무

제 / 8 / 장

오장육부(五臟六腑)를
좋게 하는 방법

오장육부(五臟六腑)를 좋게 하는 방법

1. 오장五臟과 육부六腑

동의보감에서는 오장(五臟)과 육부(六腑)를 이렇게 말하고 있다.

"오장과 육부는 인체를 구성하는 가장 중요한 부분으로 오장과 육부를 줄여서 장부(臟腑)"라 한다.

장부는 음과 양으로 나뉘며 몸 깊숙이 있는 것을 음으로 간장, 심장, 비장, 폐장, 신장 이에 속한다. 오장보다 바깥에 있는 것이 양이므로 육부인 위, 쓸개, 소장, 대장, 방광, 삼초(三焦)가 양에 속한다.

오장(五臟)은 정기(精氣), 신기(神氣), 혈기(血氣), 혼백(魂魄)을 간직하며, 생명을 유지시키고 활동을 가능하게 하는 원천이다. ▲간은 생기를, ▲심장은 정신을, ▲비장은 기와 혈을, ▲폐는 호흡을, ▲신은 정력과 생식을 맡는 곳이다.

육부(六腑)는 음식물을 소화 시키고, 진액을 돌게 하는 기능을 한다.

▲위는 음식물을 소화 시키는 일을 ▲소장은 소화된 것을 받는 일을 ▲대장은 소화된 찌꺼기를 밖으로 내보내는 일을 ▲쓸개는 용기와 담력을 ▲삼초는 몸에 진액을 공급하는 일을 각각 담당한다. 또한 육부의 '부'는 창고[府]를 뜻하며 달리 그릇이라고도 한다. 위, 쓸개, 소장, 대장, 방광 등이 모두 비어있는 기관으로 영양분을 저장하며, 먹은 것을 소화해 찌꺼기와 정수를 가르는 구실을 한다.

2. 오장과 육부의 다른 점은

오장은 태어나서부터 죽는 날까지 자신의 의지와는 상관없이 쉬지 않고 평생 일하며, 육부는 음식 섭취 시 등 필요할 때에만 작용을 하는 점이 다르다.

1) 오장은 몸 밖에 난 일곱 구멍과 연결되어 있다.

□ 눈 - 간에 속한 기관이다.
　　간의 기운이 좋아야 다섯 가지 색깔을 잘 구별 할 수 있다.
　　간에 병이 생기면 눈시울이 퍼렇게 된다.

□ 혀 - 심장에 속한 기관이다. 심장의 기운이 조화로워야 혀가
　　다섯 가지 맛을 구별할 수 있다. 심장에 병이 생기면 혀
　　가 말려 짧아지며, 광대뼈 부위가 벌겋게 된다.

□ 입 - 비장에 속한 기관이다. 비의 기운이 조화 되어야 입이
　　음식 맛을 잘 알 수 있다. 비가 병들면 입술이 누렇게
　　된다.

□ 코 - 폐에 속한 기관이다. 폐의 기운이 조화 되어야 코로 냄
　　새를 잘 맡을 수 있다. 폐에 병이 생기면 숨이 차고, 코
　　를 벌름거리게 된다.

□ 귀 - 신장에 속한 기관이다. 신의 기운이 조화되어야 귀가 다
　　섯 가지 소리를 잘 들을 수 있다. 신에 병이 있으면 광
　　대뼈 부위와 얼굴이 검게 되고 귀가 몹시 마른다.

2) 오장의 크기와 위치에 따라 성격이 달라진다.

한의학에서는 오장의 크기와 위치에 따라 성격이 달라진다고
본다.

- 오장이 작은 사람은 매사에 노심초사 근심걱정이 많다.

- 오장이 큰 사람은 일을 천천히 하고, 여간해서는 걱정하지 않는다.

- 오장이 원래 위치보다 높게 있는 사람은 잘난 체하고, 낮게 있는 사람은 남의 부하가 되기를 좋아한다.

- 오장이 튼튼하면 앓지 않고, 오장이 다 약하면 항상 앓는다.

- 오장이 모두 똑바로 있으면 성격이 원만하여 인심을 얻고, 오장이 비뚤게 놓여 있으면 마음이 바르지 않게 된다. 또한, 저울질을 시키면 안 되는데, 이는 말을 자주 뒤집기 때문이다.

3) 오장에 병이 생기는 원인

근심, 걱정, 지나친 성생활 등 심리적, 행동적 요인과 바람, 찬 기운 등 바깥의 사기가 결합하여 생긴다.

- 근심 걱정, 두려움은 심장이 상한다.

- 몸이 찰 때, 찬 것을 마시면 폐가 상한다.

- 성을 몹시 내면 간이 상한다

- 맞거나 넘어진 경우, 술 취한 다음 성생활을 하거나 땀이 났을 때 바람을 쏘이면 비(脾)가 상한다.

- 무거운 것을 힘들게 들어 올렸거나 성생활을 지나치게 하거나 땀이 났을 때 목욕을 하면 신(腎)이 상한다.

4. 오장의 허증과 실증, 치료 및 도움이 되는 약제

▷ 간장

간은 두 개의 큰 잎과 한 개의 작은 잎으로 이루어져 있다. 왼쪽은 세 장, 오른쪽은 네 장의 잎으로 갈라져 있다. 각 부분에는 경맥이 흐른다.

□ 허증과 실증

간은 피를 저장하는데, 이 피에는 혼(魂)이 깃들어 있으며 생기를 낳게 한다. 간의 기운이 허하면 무서워하고, 실하면 성을 낸다. 간이 허하면 눈이 침침해지고 귀가 잘 들리지 않게 된다.

► 치료법

간은 땅겨지는 것을(急)을 괴로워하는데, 이럴 때는 단것을 먹어 풀어 주어야 한다. 감초, 흰 쌀, 쇠고기, 대추 등이 좋다. 흩어지는 것도 좋아하므로 매운 것을 먹어 기운을 흩어 뜨려야 한다.

■ 튼튼하게 하는 약제

초룡담 (용담초), 공청, 황련, 세신(족두리풀), 결명자(결명씨), 차전자(질경이씨), 제자(냉이씨), 복분자, 청상자 (개맨드라미씨), 산조인 (멧대추씨), 산수유, 사삼(더덕), 창이자(도꼬마리 열매), 작약 (함박꽃뿌리), 고삼(너삼), 청피(선귤껍질), 목과(모과), 소맥(밀), 등이다.

▷ 심 장 -

심장은 피어나지 않은 연꽃같이 생겼는데, 위는 크고 아래 는 뽀족하며 폐에 거꾸로 붙어있다, 또 심포락(心包絡)이 있어 심장을 싸고 있다. 또한 심장은 생명의 근원 처, 또는 정신이 깃든 곳, 지혜가 나오는 곳으로 심장이 튼튼하면 오장이 편안하고 병을 잘 막아낸다. 반면에 심장이 약하면 소갈이나 황달에 잘 걸리고, 속에 열이 잘 생긴다. 심장은 양 중의 태양이 되는데 여름철과 통한다.

□ 허증과 실증

심장은 맥을 간직 하며, 맥에는 신이 머물러 있다. 심기가 허하면 슬퍼지고 실하면 계속 웃는다.

▶ 치료법
심장은 늘어지는 것을 괴로워한다. 이럴 때는 빨리 신 것을 먹어서 거두어 들여야 한다. 신 것 외에도 팥, 개고기, 부추 등이 거두어들이는 효과가 있다. 심병에는 더운 것을 먹거나 덥게 옷을 입지 말아야 한다.

■ 튼튼하게 하는 약제
주사, 적석지, 금박, 은박, 황단, 석창포, 맥문동, 원지, 생지황, 황련, 복신, 귀납(남생이 배딱지), 연자(연씨), 행(살구), 소맥(밀), 서각(무소뿔), 계자(달걀), 고채(씀바귀), 적소두(붉은팥), 박하즙, 죽엽(참잎), 연교(개나리열매), 치자(산치자) 등이다.

▷ 비장
비장의 형태는 말발굽과 같고 도와준다는 의미로 위의 아래에 있으면서 위기를 도와서 음식이 잘 소화되게 한다. 위는 주로 받아들이고, 비는 주로 소화 시킨다.

□ 허증과 실증

비장은 영(營)을 간직하고 있는데, 영에는 의(意)가 들어 있다.

비장의 기운이 허하면 팔다리를 쓰지 못하고, 오장이 편안하지 못하다. 심하면 배가 불러오르고 소변이 시원하게 배뇨가 되지 않는다.

► 치료법
비장은 축축한 것을 싫어한다. 이럴 때에는 빨리 쓴 것을 먹어서 마르게 해 주어야 한다. 그리고 비장은 늦추어 주기를 요구하는데, 이런 때에는 빨리 단것을 먹어 늦추어 주어야 한다. 비장이 허하면 감초나 대추 같은 것으로 보해 준다. 비장 병에는 짠 것을 먹는 것이 좋은데, 이것은 상극 관계에 있는 맛을 취하는 것이다. 더운 것을 먹거나 배부르게 먹거나 습지에 있거나 젖은 옷을 입는 것을 금해야 한다.

■ 튼튼하게 하는 약제
웅황(석웅황), 창출(삽주), 백출(흰삽주), 승마, 축사(사인), 곽향, 정향, 통초, 후박, 귤피, 대조, 건시, 이당(엿), 직미(피쌀), 속미(좁쌀), 진창(묵은쌀), 나미(찹쌀), 대맥아(보리엿기름), 신국(약누룩), 꿀, 쇠고기, 붕어, 치어(숭어), 규(아욱) 등이다.

▷ 폐장
폐장은 어깨와 비슷한 모양이고, 두 개의 퍼진 잎과 여러 개의 작은 잎으로 이루어져 있다. 속에는 24개의 구멍이 줄지어 있어 그곳으로 흐르고 맑은 기를 내보낸다.

폐는 백(魄)을 간직하며 모든 장부의 위에 있기 때문에 덮개라고도 한다. 폐에는 두 개의 줄기가 있는데, 하나는 위로 올라가 후두 속에서 심장으로부터 나온 줄기와 통하고, 다른 하나는 심장과 연결되어 있다.

폐가 튼튼하면 기침이나 기운이 치미는 병이 생기지 않고, 폐가 약하면 소갈이나 황달이 잘 생긴다. 폐의 모양이 바르면 기가 잘 돌기 때문에 폐가 잘 상하지 않는다. 폐가 한쪽으로 기울어져 있으면 한쪽 가슴이 아프다.

□ 허증과 실증

폐에 사기가 있으면 피부가 아프고 추위를 싫어한다. 또한 열이 나며 기가 위로 치밀어 숨이 차고, 땀이 나며 기침할 때 어깨와 등을 들썩인다. 몸이 찰 때 찬 것을 마시면 폐가 상하는데 폐가 상한 사람이 과로하면 기침이 나고 가래에 피가 섞여 나온다.

► 치료법

폐는 기가 치밀어 오르는 것을 괴로워하므로 이때는 빨리 쓴 것을 먹어 치밀어오르는 기를 내리게 해야 한다. 또한 폐는 추스려지기를 요구하므로 신 것을 먹어서 추슬러 주어야 한다. 이는 신 것은 보(補)하고, 매운 것은 내보내는 성질이 있기 때문이다. 그리고 폐결핵에 걸리면 찬 음식을 먹지 말고, 옷은 따뜻하게 입어야 한다.

■ 튼튼하게 하는 약제

운모, 인삼, 천문동, 맥문동, 오미자, 사삼(더덕), 황금(속서근풀), 자원(개미취), 패모, 길경(도라지), 마두령(쥐방울), 상백피(뽕나무 뿌리껍질), 정력자(꽃다지씨), 귤피, 지각, 호도, 오매, 행인(살구씨), 도(복숭아), 서미(기장쌀), 우유, 계자백(달걀흰자위) 등이다.

▷ 신 장

신장은 두 개의 강낭콩처럼 생겼고, 서로 마주보고 있으며, 등에 붙어 있다. 두 신장 중 왼쪽 신장은 수(水)에 속하고, 오른쪽 신장은 화(火)에 속한다. 남자는 왼쪽 신장이 근본이 되고, 여자는 오른쪽 신장이 근본이 된다. 신장은 다른 장부와 달리 두 개지만 두 개가 모두 신장은 아니고, 왼쪽 것만 신장이라 하고, 오른쪽 것은 명문(命門)이라 한다. 명문은 정신이 머물고 원기가 생겨나는 곳으로 남자는 여기에 정(精)을 간직하고, 여자는 여기에 포(胞 자궁)가 매달려 있다. 그러므로 신장은 하나만 있는 셈이다.

□ 허증과 실증

신장이 허하면 배가 불러오고 정강이가 붓고 숨이 차고 기침이 나며 몸이 무겁고 잠잘 때 땀이 나며 바람을 싫어한다. 반면에 신장이 실하면 윗배와 아랫배가 다 아프고 팔다리가 싸늘해진다.

► 치료법

무거운 것을 들거나 지나친 성생활을 하고, 땀이 났을 때 찬물에 목욕하면 신장이 상한다. 축축한 땅에 오래 앉아 있거나 물속에 오래 있어도 신장이 상한다. 신장은 마르는 것을 싫어하므로 말랐을 때는 빨리 매운 것을 먹어 적셔 주어야 하며, 땀구멍을 열어서 진액을 나오게 하고 기를 통하게 해야 한다.

신장을 든든하게 하려면 쓴 것을 먹어야 한다. 신장에는 원래 실한 증상이 생기지 않으므로 내보내지 말아야 한다. 따라서 신장은 보하는 약만 있고 사(瀉)하는 약은 없다.

■ 튼튼하게 하는 약제

자석, 양기석, 염(소금), 토사자(새삼씨), 육종용, 오미자, 숙지황, 지모, 백자인(측백씨). 두충, 침향, 산수유, 모려(굴조개껍데기), 상표초(사마귀 알집), 복분자, 파고지(보골지), 녹용, 녹각교, 올눌재(물개의 음경), 구음경(개의 음경), 우신(소의 신장), 율(밤), 흑두(검은콩) 등이다.

제 / 9 / 장

스트레스 해소

스트레스 해소

1. 스트레스 영향

영양소를 골고루 다양하게 섭취해도 스트레스가 많으면 건강의 효과가 반감될 뿐만 아니라 질병을 유발하는 요인이 된다. 또한 스트레스가 많으면 교감신경을 지나치게 자극해 자율신경의 균형을 무너뜨린다. 이러한 상태가 지속되면 혈류장애, 면역력 저하 등을 동반하여 불면, 당뇨병, 고혈압, 위 관련 질환, 대장염, 췌장염 등을 유발하고 장기간 지속되면 암의 원인이 될 수 있다.

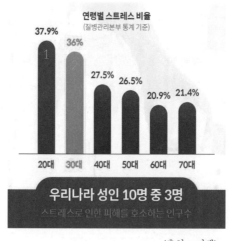

〈출처 : 자생〉

1) 자율신경에 의도적 변화를 준다.

스트레스를 받으면 자율 신경은 교감신경 우위 상태가 지속되므로 건강에 나쁜 영향을 주게 된다. 따라서 교감신경이 우의 상태에서 부교감신경을 우의 상태로 전환하게 한다.

스트레스를 해소하기 위해서는 다양한 방법으로 현재의 환경에 변화를 주어야 한다.

2) 스트레스 해소 방법

일상생활을 하다 보면 누구나 크고 작은 스트레스를 받게 된다. 문명이 복잡하게 발달하는 사회일수록(사회, 직장, 가정, 자녀, 친구, 대인관계 등) 스트레스 요인은 더 많0이 생기게 된다. 의도적으로 대처하는 현명한 지혜가 필요하다고 본다.

여행 / 드라이브 /독서 / 가벼운 걷기나 산행 / 음악이나 영화 감상 / 즐겁게 요리하기 / 헤어나 패션 바꾸기 / 화초나 정원 가꾸기 / 가족과 시간 보내기 / 애완동물과 시간 보내거나 쓰다듬기 / 허브차 마시기 / 적당한 음주 / 휴식이나 목욕 / 오전 커피 / 충분한 물 섭취 / 쾌적한 수면 / 적당한 섹스 / 아로마테라피 / 스트레칭 / 근육 이완 운동 / 지압 / 마사지 / 음이온 즐기기 / 일광욕 / 명상 / 웃음

사물위치 바꾸기 / 집안일 흠뻑 빠져보기 / 추억 / 마음껏 울어보기 / 하루만이라도 모든 정보에서 탈출하기 / 상식 뒤집어 보기 / 친구와 전화 또는 고민거리 상의 / 평소에 하고 싶었던 일 해보기

3) 스트레스 해소에 좋은 음식

◆ 견과류 - 마그네슘(감정조절), 지방산(코르티솔 조절), 신경안정

◆ 잣 - 스트레스, 기억력, 우울증, 심장, 천연 자양 강장식품, 노

화, 당뇨, 고혈압, 암 예방 등

- 바나나 - 세로토닌 분비촉진(트립토판), 우울감, 피로회복, 불면증

- 녹차 - 테아닌(스트레스로 인한 심장 박동, 혈압조절, 뇌 기능 향상)

- 자몽 - 비타민C, 심신 안정

- 마늘 - 알리신(살균, 항균, 암, 심장질환, 면역력 높여 각종 질환의 발병률을 낮춰줌)

- 아스파라거스 - 심신 안정에 도움이 되는 엽산이 풍부

- 블루베리 - 안토시아닌(항산화제, 기억력, 기분 조절), 자연살해세포 증진 도모.

- 아보카도 - 포만감, 혈당조절

- 연어 - EPA, DHA(두뇌와 감정조절)

- 굴 - 미네랄, 아연 풍부.

- 다크초콜릿 - 엔돌핀 생성으로 고통과 우울 차단 물질 함유

- 대추,꿀 등 - 단맛을 내는 식품

- 씀바귀 등 - 쓴맛의 채소

- 녹두, 메밀 - 해독 작용이 있는 식품

4) 꽃차 테라피(Flowertea therapy)를 통한 스트레스 해소와 건강 증진

『꽃차 테라피 참여를 통한 심리적 안정과 치유효과가 성인의 삶의 질에 미치는 영향』. 박미정 박사에 따르면, 꽃차테라피 (Flowertea therapy)는 마시는 과정이 예절과 명상이 되고, 차

의 성분이 직접적으로 우리의 몸에도 좋은 효능을 가지고 있기에 많은 사람들이 취미 이상으로 즐겨 찾고 있는 대표적인 테라피의 하나로 자리 잡고 있다.

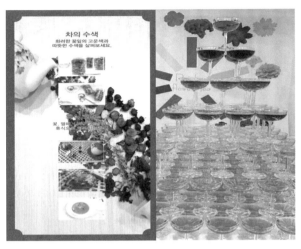

스트레스와 건강에 좋은 꽃차(7가지 무지개 색)
(사)한국한방약차꽃차협회 서울시 박미정 회장 사진제공

꽃차는 사람에게 아름다운 색감과 자연 그대로의 향기를 선사한다. 꽃잎이 찻물에 우러나와 유리 다관과 유리잔을 통해 맑고 신비로운 색감을 드러내면 감동이 스며 나오고, 그 향을 음미하게 되면 다시금 진한 꽃의 정취를 느끼게 된다. 그렇게 되면 사람의 몸과 마음은 부드럽고 편안해지며 가라앉는다.

꽃차를 함께 마시는 이들은 공감대가 형성되어 대화를 나누며 서로 베풀고 나누는 마음이 어울리게 된다. 꽃차 생활은 행동을 수반하기 때문에 신체 변화의 요인을 많이 가지고 있다. 꽃차 생활을 신체와 관련하여 이해하는 것은 차 생활의 역할을 좀 더 폭넓게 이해하고자 함이다. 손을 직접 사용하여 차를 다루는 과정은 소근육 운동을 강화하여 집중력을 향상시킨다. 꽃차 활동을 통한 소근육 운동은 인지적, 시각적 발달뿐만 아니라 성취감과 자신감을 주기 때문에 여러 면으로 심리 변화에 효과적이다. 특히 꽃차잎을 우려내는 행위는 우리 인체에서 가장 에너지의 진기가 쉽게 활성화되는 예민한 손으로 이루어져 소근육 운동을 강화하는데 효과적이다.

오랜 인류 역사를 통하여 각 문화마다 활용에 차이는 있었으나 차를 마시는 문화가 병을 치유하는 힘을 갖고 있음을 옛 사람들은 알고 있었다. 그래서 '차문화는 원시시대부터 중국의 당,송 시대를 거쳐 고구려, 통일신라, 조선시대에 이르기까지 치료의 목적에 다양하게 활용'되어 왔던 것이다.

차 치유라는 용어는 차를 이용해서 치유의 목적을 달성하는 것을 말하는 넓은 의미로 사용되며, 차를 이용해 몸과 마음을 치유하는 것으로 해석할 수 있다. 차의 여러 종류 중에서도 '꽃차 치유'(Flowertea therapy)란 꽃차를 이용한 것으로, 그 역사는 아주 오래 되었다고 볼 수 있다.

최근 꽃 자체가 가지는 유익한 성분과 기능이 의학적으로 밝혀지면서 꽃차에 대한 인식이 재조명되고 있다. 사실 오랜 세월을 두고 마셔온 꽃차 문화는 가장 한국적이고 전통적인 것이다.

세계보건기구(WHO)에서는 삶의 질을 '한 개인이 살고 있는 문화권과 가치체계의 맥락 안에서 자신의 목표, 기대, 규범, 관심과 관련하여 인생에서 자신이 차지하는 상태에 대한 개인적인 자각'이라고 정의 내리고 있다. 또한 꽃은 복지와 후생적 기능이 강하므로 삶의 질 차원에서 꽃 한 포기라도 심고 사랑하는 마음을 가지는 게 바람직하다.

무엇보다 꽃은 광합성을 하기 때문에 산소를 배출하고 이산화 탄소를 흡수하여 공기를 맑게 해주는 기능을 가진다. 식물이 내뿜는 음이온은 오염물질을 제거하며 인간의 대사 활동을 촉진하고, 꽃의 향기는 스트레스를 완화 시키고 쾌적한 분위기를 조성하는데 이바지 한다.

꽃을 바라볼 때 피어나는 아름다운 미소는 꽃이 바로 우리 삶에서 모든 더러운 것들을 맑게 씻겨주는 정화제의 역할을 하고 있음을 보여준다. 또한 대체치료의 한 방법으로써 꽃차 치유가 얼마나 사회적으로 적용되는가 하는 것과 많은 사람들이 현대의 선인(仙人)이 되어 도시 속에서 재충전과 평화의 시간을 가질 수 있기를 바란다.

꽃은 고유한 향과 자연에서 우러나오는 신비한 색감, 유익한 성분을 함유하고 있다. 또한 현대인들의 스트레스를 치유하고 여유와 정취를 느끼며 교류를 증진하는 데도 좋다.

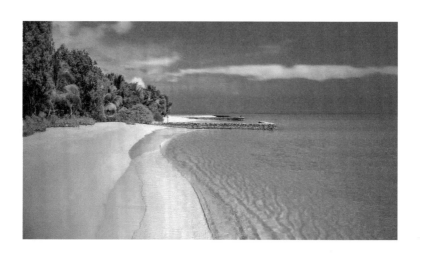

제 / 10 / 장

면역력을 좋게 하는 방법

면역(免疫)이란?

"외부에서 들어온 병원균에 저항하는 힘"을 말한다. 또한 면역력이 좋아진다는 것은 혈액이 깨끗해진다는 말과 같다.

1. 면역력을 높이는 7가지

첫째, 일찍 자고 일찍 일어나기.

둘째, 혈액을 깨끗하게 한다.

셋째, 소식하고 영양소를 골고루 섭취한다.

넷째, 수분 섭취를 충분히 한다.

다섯째, 항암제, 방사선 등 면역력을 저해하는 치료는 웬만하면 받지 않는다. (수술 시에는 최소한으로)

여섯째, 규칙적인 운동으로 체열을 높여 혈류를 촉진 시킨다. (가벼운 산책, 스트레칭, 등 습관화)

일곱째, 적절한 휴식으로 마음의 여유를 갖는다.

2. 면역력이 떨어지는 원인

◆ 영양 부족 / ◆ 수분 부족 / ◆ 수면 부족 / ◆ 심신의 피로 /

◆ 운동 부족 / ◆ 과도한 스트레스

1) 자연식품 섭취 부족

'풍요 속의 빈곤'이라고 할 수 있다. 먹을 것은 넘쳐나고 언제든지 쉽고 다양한 식품을 입맛에 맞게 접하는 시대에 살고 있다.

가공된 식품은 입에 맛있다. 각종 첨가물이 함유되어 있기 때문이다. 암을 비롯한 각종 질병의 원인이 되기도 한다.

건강을 위해서는 첫째, 다양한 식품을 골고루 섭취하여 영양소의 불균형이 오지 않도록 해야 한다.

둘째, 가공된 식품을 멀리하고, 자연에서 얻는 식품을 자연 그대로 섭취하는 것이 매우 중요하다. 현재 우리가 섭취하고 있는 식품 중 우리 몸의 오장육부(五臟六腑)가 원하는 자연식품이 얼마나 차지하고 있는지 냉철하게 돌아보고 개선 또는 바꾸어 나가야 한다.

자연식품은 좀 거칠고 쓰거나 맛이 덜하다. 그러나 우리 몸에 들어가면 오장 육부는 대환영이다.

현재의 우리 몸은 인류의 조상들이 수백만 년 동안 오장 육부의 기능을 자연식품에 맞춰져 왔기 때문이다. 결과는 우리 몸을 건강으로 보답한다.

2) 심신의 피로

우리 몸은 초 정밀하게 구성된 현대 과학이 만들 수 없는 하나의 내연기관이라 할 수 있다. 우리 인체는 낮 동안 활동 후 밤에 충분한 수면을 통하여 재충전하고 적절한 영양소를 공급하며, 건강에 좋은 운동도 과부하가 생기지 않도록 절제하여 최상의 컨디션과 최고의 면역력을 높여 나간다.

3) 수면(垂面)부족

수면은 최고의 투자라 할 수 있다. 낮 동안의 활동으로 피로해진 몸은 밤에는 충분한 수면을 통하여 재충전해야 한다. 밤에 충분한 잠을 자지 못했거나 여러 차례 자다 깨기를 반복하면 다음 날 컨디션이 나빠지는 것을 누구나 경험했을 것이다. 좋은 잠을 자는 것이 그만큼 중요하다(수면편 참조), 면역력이 나빠지는 것은 물론이다.

4) 수분부족

몸의 60~70%는 물로 이루어져 있고, 수분 부족이 2~4%가 3개월 이상 지속되면 만성 탈수증이 올 수가 있다. 또한 몸은 60조~100조 개의 세포로 이루어져 있고, 세포의 99%는 물로 이루어졌다. 따라서 몸에 수분이 부족해지면 각종 질병과 부작용이 생기 는 것은 당연한 일이다. 이 밖에도 수분이 부족하면 혈액량이 줄어 어지럼증, 피로감 등이 올 수가 있고, 변비와 함께 피부의 주름살이 생기기 쉽다.

물 마시기만 잘해도 질병의 70%를 예방할 수 있다고 한다.(수분 섭취편 참조)

건강과 면역력 증진을 위해 물 섭취에 대한 인식을 새롭게 해야 한다.

5) 운동 부족

건강 증진에 대하여 현대 과학이 증명하는 방법 중 두 가지는 '소식과 운동'이다.

인류의 조상은 기나긴 세월 동안 먹을 것을 구하고 채집 생활을 하며 동물을 사냥하는 등 하루에 8km를 이동하였다고 한다. 물론 지금처럼 별도의 시간을 내어 운동은 하지 않았을 것이다. 그러나 8km 거리의 산과 들을 매일 이동하면 운동량은 충분했을 것으로 짐작된다. 음식물 섭취도 지금에 비하면 비교되지도 않을 만큼 부족하고 적었을 것이다.

그러나 현대의 우리 인간은 어떠한가? 과영양을 섭취하고 덜 움직여 결과적으로 성인병과 각종 질병이 만연하여 병원마다 환자들로 문전성시를 이루고 있지 않은가.

300여 년 전 루소가 말한 대로 건강의 지름길은 '노동과 절제'다.

일을 많이 하고, (많이 움직이고) 먹는 것을 절제하면 질병은 멀어지고 건강해질 것이다.

3. 면역력을 높이는 방법

1) 몸을 따뜻하게 한다.

  사람은 운동이나 목욕을 하면 체온이 올라간다. 체온이 1℃ 올라가면 일시적으로 면역력은 5~6배 좋아진다. 면역력이 좋아지면 각종 질병을 예방하고 개선할 수 있다.

또한 운동을 하면 체열 상승뿐 아니라 근육의 수축과 이완을 통하여 혈액의 흐름을 좋게 하여 심장의 기능을 좋게 하고, (숨이 찰 정도로 운동을 하면 심장의 기능이 좋아진다는 국내외 연구도 많다) 고혈압을 예방, 개선 시킬 수 있다.

2) 체온에 따른 현상

다음은 체온에 따라 반응하는 우리 몸이 현상이다.

  ☞ 36.5℃ ~ 37℃ : 건강한 상태. 면역력 좋음.

  ☞ 36℃ : 열 발생을 위한 몸 떨림.

  ☞ 35.5 ℃ : 배설 기능 저하, 알레르기 증세.

  ☞ 35 ℃ : 암세포 증식 활발.

☞ 34 ℃ : 의학적 저체온, 물에 빠진 경우의 소생률 50%

☞ 33 ℃ : 동사 직전. 환각 상태.

☞ 27 ℃ : 사망.

3) 아침 기상 후 제일 먼저 해야 할 일 4가지

첫째, 아침 기상 후 창문을 활짝 열어 환기한다.

둘째, 양치질을 한다.

셋째, 생수 한 컵을 마신다.

넷째, 맨손 체조를 한다

4) 산성 체질을 알카리성 체질로 바꾼다

● 산성 체질의 문제점

첫째, 산성 체질은 요산축적으로 면역력이 취약하다.

둘째, 쉽게 병에 걸린다.

셋째, 암이 생기는 원인이 되기도 한다.

● 알카리성 체질로 바꾸는 생활과 식습관

① 싱싱한 채소 위주, 해조류, 케일, 오이 등 칼륨이 많이 든 식품을 섭취한다. (6개월 정도 꾸준히) 과일을 먹을 때에는 깨끗이 씻어 껍질째 먹는다.

② 매실, 석류, 밀감, 포도, 포도주 등을 많이 섭취한다. (몸이 산화되고 산성화되는 것을 막아준다)

③ 운동, 일광욕, 땀 흘리며 걷기 등 규칙적으로 운동한다.

④ 충분한 수면, 충분한 물을 섭취한다.

⑤ 깨끗한 공기를 마시며 산림욕을 자주한다.

⑥ 지나친 육류 섭취를 줄이고, 인스턴트 식품, 당질이 많은 식품을 멀리한다.

⑦ 암뿐만 아니라 치매, 고혈압, 당뇨, 신경통, 변비, 중풍, 빈혈 등이 생기지 않게 한다.

5) 세포 재생을 돕는 식품을 섭취한다.

▪ 블루베리 - 노화 방지, 기억상실, 당뇨, 뇌졸중, 콜레스테롤 과다방지

▪ 아몬드 - 단백질, 칼슘, 마그네슘, 철분, 아연 등 불포화 지방산함유

▪ 브로콜리 - 강력한 항암 물질(설포라판, 인돌 3, 카비놀)

▪ 마늘 - 암세포를 공격하는 자연살생세포 성장을 촉진,

▪ 양배추 - 암세포 성장 억제, 섬유질, 미네랄, 박테리아, 바이러스 파괴(한 주에 1회만 섭취해도 대장암 60% 억제), 병과 싸우는 데 중요역할.

6) 효소가 살아있는 식품 섭취

효소는 열에 약하다. 비타민 C는 60℃의 열에 파괴되는 데 비해 효소는 45℃가 되면 파괴된다. 가급적이면 생으로 섭취하고 껍질째 먹도록 한다. (대부분의 과일은 껍질에 영양소의 80%가 들어있다) 또한 잘 씹어먹고 자연 상태의 영양소가 풍부한 상태로 섭취해야 한다.

반대로 가공식품, 편의식 식품, 냉장고 속의 오래 보관된 식품은 효소가 파괴되고 흉선에서 내는 티오신 (흉선에 존재하는 강력한 면역물질) 분비도 줄어든다.

4. 과일 먹는 방법

과일은 비타민, 무기질, 식이 섬유 및 항산화 영양소가 풍부한 영양 식품이다. 과일은 잘 씻어 껍질째 먹는다. 과일을 먹을 때는 식사 전 또는 식간에 먹어야 좋고, 제때 적정량을 먹어야 건강식품이 된다.

식후에 먹는 과일은 당뇨병, 지방간이 올 수 있으므로 주의해야한다. 식사 직후나 취침 전 과하게 먹으면 독이 된다.

강북삼성병원 내분비내과 이은정 교수는 "과일에는 혈당을 급격하게 높이는 과당이 많다"며 "과일은 몸에 무조건 좋다는 잘못된 인식 탓에 많이 먹는 경우가 많아 오히려 건강을 해치는 경우가 많다"라고 말했다.

5. 혈액이 깨끗해야 건강하다

모든 질병의 원인은 혈액이 깨끗하지 못해 생겨난다.

혈액 속에는 0.9%의 소금이 들어 있으며 소금의 양이 많으면 부종과 혈압이 오르고, 적으면 입맛을 잃게 된다.

혈액을 깨끗하게 하기 위해서는 소식과 함께 영양소를 골고루 섭취하고 식이 섬유가 많이 든 음식을 충분히 먹어 소화기계의 활동을 높이면 체온이 올라 혈류를 촉진하고, 혈액이 맑아진다. 또한 운동을 통해 체열을 높이는 것도, 혈류를 촉진하여 혈액을 맑고 깨끗하게 만들 수 있다. 규칙적인 운동이 건강에 좋은 이유이다. 이 외에도 입욕, 반신욕, 온천욕, 사우나, 족욕 등도 혈류를 촉진하여 혈액을 맑게 하는 데 도움이 된다.

6. 혈관 건강이 노화를 좌우한다

우리 몸의 혈관 길이는 무려 10만km나 된다. 지구 둘레가 4만km로 두 번 반을 돌 수 있는 어마어마한 길이다. 한 마디로 우리 몸은 혈관의 축소판이라 해도 과언이 아니다. 또한 피가 온몸을 한 바퀴 도는 데는 약 45초가 걸린다고 한다. 혈액이 깨끗하고 혈관이 건강해야 하는 까닭이다.

몸의 노화가 시작되는 곳 또한 혈관이다. 나이가 들면 혈관은 탄력이 떨어지며 여기에 고혈압, 당뇨, 고지혈증, 흡연, 음주, 비만, 지방 등이 혈관에 염증세포를 생기게 하고, 혈관의 벽을 두껍게 하여 혈관의 유연성을 떨어뜨린다.

40대 남성의 혈관 벽 두께는 0.55mm, 여성은 0.52mm로 전문의들에 따르면 혈관 벽 두께가 1mm 이상이면 혈관질환 고위험군으로 분류한다. 이 경우 혈관질환 위험은 5배 높아지고, 급성 심근경색 발병 위험 또한 2배로 증가하는 것으로 알려졌다. 따라서 피를 깨끗하게 하여 혈관 벽 건강을 관리해야 한다. 혈관의 노화를 막으면 몸 전체의 노화도 막을 수 있다.

혈당이 급상승할 때 혈관 손상을 가져오므로 혈관 건강을 위해서는 적절한 유산소 운동과 함께 혈관 건강에 도움을 줄 수 있는 식품의 섭취도 꾸준히 해 주어야 한다.

혈관 건강을 위해서 다음과 같은 방식을 꾸준히 실천해 보자

첫째, 천천히 식사 한다.

둘째, 지나친 당질의 섭취를 줄이는 것도 최대의 예방책이다.

셋째, 적절한 운동은 혈관 건강 유지의 지름길이라 할 수 있다.

넷째, 혈관 건강에 도움을 줄 수 있는 비타민 K2가 많은 식품인 비트는 자르면 자연의 피를 연상케 한다. 이밖에, 생선, 달걀, 양파, 호두, 검은콩, 마늘, 바나나, 연어, 사과, 고구마, 단호박, 배, 신선한 발효 유제품 등을 평소에 꾸준히 섭취하는 것도 도움을 줄 수 있다.

다섯째, 비타민 K가 부족할 때는 심장질환뿐 아니라 뇌졸중 위험, 염증성 질환 등이 생길 수 있으므로 영양에 불균형이 오지 않도록 하고, 항생제 장기 복용 시에는 약물 사용을 조절하는 것도 필요하다.

이 밖에 비타민 K1 식품도 혈관 건강에 도움을 줄 수 있으며, 주로 야채에 많이 들어 있다.

주요 식품으로는 시금치, 케일, 브로콜리, 양배추 등 녹황색 채소가 좋다.

한 연구에 의하면, 비타민 K2가 많이 든 식품을 꾸준히 섭취할 경우, 심장질환이 50%가 감소하고, 사망률 또한 25%가 감소했다고 한다.

● 혈관의 특징과 순환

• 모세혈관 - 몸의 모든 조직세포에 그물처럼 분포되어 있다. 조

직세포마다 산소와 영양소를 공급해주며, 생명 활동 결과 생긴 이산화 탄소와 노폐물의 가스교환이 일어나는 곳이다.

- 동맥혈 - 산소가 많이 포함되어 있어 선홍색이다.

- 정맥혈 - 이산화탄소가 많이 포함되어 있어 암적색이며 혈액의 흐름이 느리다. 또한 혈류의 곳곳에 역류를 방지하는 판막이 있다.

- 혈관의 두께 : 동맥〉 정맥〉 모세혈관

- 혈류의 속도 : 동맥〉 정맥〉 모세혈관

- 혈압의 속도 : 동맥〉 모세혈관〉 정맥

- 체순환(대순환) : 피가 온몸을 돌면서 물질을 운반하고 교환한다. 이때 영양분을 공급하고, 산소를 공급하며, 노폐물을 회수한다.

- 폐순환(소순환) : 폐를 돌면서 가스교환 한다. 동시에 산소를 흡수하고 이산화탄소를 배출한다.

7. 체온을 올리는 방법과 음식

체온이 1℃ 높아지면 기초대사가 13% 증가하고, 혈액 순환이 촉진되며 신진대사가 활발해지고 세포 활동이 촉진된다. 또한 근육과 각 기관의 장기가 활발해져 면역력이 5배나 증가된다.

이밖에 체온은 생체리듬과 장기, 근육 등 원활한 혈액 순환을 위해서도 매우 중요하다. 체온이 떨어지면 노폐물 배출, 지방 연소 등이 제대로 안 돼 비만, 변비, 당뇨, 고콜레스테롤, 각종 암의 원인이 될 수 있다.

체온을 올리는 방법으로 운동, 생활, 식품을 살펴보면,

- 속보 걷기 / 스트레칭 / 요가 등 규칙적인 운동 / 충분한 수면 / 충분한 수분 섭취 / 적절한 보온 / 얇은 옷 더 껴입기 / 목욕, 입욕, 반신욕, 족욕 등

- 아침 식사 잘 씹어 먹기 / 섬유질이 많은 식품 섭취하기 / 과식하지 않기 / 열을 내는 식품을 섭취한다. 주로 북쪽 지방, 추운 지방에서 나는 식품이다. 그리고 마늘, 부추, 울금, 대추, 생강, 계피, 고추 등 열 내는 식품과 당근, 고구마 등 뿌리채소, 해조류, 검은콩, 소금, 된장, 간장, 붉은 살 육류, 생선, 어패류, 북쪽 과일인 사과, 버찌, 건자두 등

8. 유해산소와 예방

유해산소는 식품 등 공격성이 매우 큰 분자로 주변세포에 해를 끼친다. 활성산소와 같은 말이다.

발생 – 우리가 먹는 음식물의 약 10%는 활성산소가 된다고 한다. 이 밖에 음주, 흡연, 과도한 운동, 분노, 스트레스, 환경오염, 가공식품, 환경 호르몬 식품 등을 들 수 있다

영향 – 노화, 각종 암, 심혈관계질환, 녹내장 등

예방 – 첫째, 열을 가하지 않은 녹황색 식품과 과일 등을 잘 씻어 껍질째 먹는다. 둘째, 소식한다. 셋째, 스트레스를 받지 않는다. 넷째, 금연하고, 과음하지 않는다. 다섯째, 적절한 휴식과 과도한 운동을 피한다.

여섯째, 가공식품, 인스턴트 식품, 환경오염, 환경 호르몬 식품을 멀리한다.

9. 병이 생기는 원인

현대인은 지적 수준에 비해 건강 증진에 대한 제대로 된 정보와 지식은 매우 낮은 편이다. 흡연과 과음, 그리고 고칼로리 음식을 즐기면서, 건강식품은 지나칠 정도로 과신하는 것이 그 예다. 또한 과식을 즐기고, 약물남용과 병원에 대한 지나친 의존이 이를 말해 주고 있다.

병이 오는 원인을 크게 분류하면 다음과 같다.

첫째, 병은 먹는 것에서 온다. / 둘째, 피가 깨끗하지 못해서다.

셋째, 운동 부족이다. / 넷째, 무절제에서 온다. / 다섯째, 스트레스에서 온다. / 여섯째, 전자기파에 노출되어 있다. / 일곱째, 양질의 수면을 취하지 못해서이다. / 여덟째, 자연과 멀어진 생활에서 온다. 또한 몸이 나빠지거나 병이 온 원인은 자기 자신이 가장 잘 알고 있다. 따라서 병을 근본적으로 치료할 수 있는 것도 자기 자신에 달려 있다고 할 수 있다. 병이 온 원인을 해소해주고 치료를 해주면 된다.

인체는 오랜 세월에 걸쳐 형성된 자연 치유력 즉, ✦ 항상성, ✦복원력, ✦ 치유력 등을 가지고 있다

우리 몸이 가지고 있는 이러한 자연 치유력을 살려 나간다면 부작용 없이 건강을 회복하고 면역력이 좋은 몸으로 다시 태어날 것이다.

10. 만성 염증을 줄이는 식습관

우리 몸의 각종 질병을 유발하는 것이 만성 염증이다. 이를 줄

이거나 없애지 않으면 결코 건강해 질 수 없다. 우리가 섭취하는 음식물의 10%는 활성산소가 되므로 과식을 하면 활성산소가 더 많아질뿐더러 소화기계를 비롯한 각 기관에 부담을 준다. 또한 소화하는데 에너지를 많이 소모하게 되며 혈류의 소화기계 집중으로 신체 활력이 떨어져 나른하며 저체온의 원인이 될 수 있다.

소식이 권장되는 이유이기도 하다.

또한 염증을 유발하는 붉은 육류, 튀김 류, 햄, 소세지 등 가공 육류 보다 통곡물, 녹황색 채소류, 견과류, 등푸른 생선 류 등의 섭취를 많이 해야 한다.

❏ 건강한 식품의 선택과 섭취 방법

과일과 채소는 깨끗이 씻어 껍질째 먹는다. (각종 채소류와 과일에는 껍질에 80%의 영양소가 들어 있다. 식이 섬유는 당분의 흡수를 느리게 해 염증을 줄일 수 있다. (직접 섭취 또는 갈아서 섭취 시는 식이 섬유까지 함께 섭취)

과일류 - 사과, 배, 딸기, 블루벨리, 매실, 포도, 오렌지, 자몽 등

채소류 - 양배추, 비트, 브로콜리, 당근, 케일, 양파, 콜리플라워 등

각종 해산물류 / 각종 통곡물류 / 자연 상태의 식품류

❏ 건강하지 않은 식품의 선택법

트랜스지방, 과당이 든 식품류 / 즙이나 가공된 쥬스류 (식이 섬유가 부족해지고 과다한 당분을 섭취할 수 있음)

정제된 곡물류 / 통조림으로 된 과일 / 지나친 당분 함량이 높은 열대과일 (망고, 파인애플, 파파야 등) / 가공식품, 인스턴트식품, 편의식품류

11. 암이 생기는 원인과 예방

1) 암이 생기는 원인

암은 외부의 세균에 의해서 생기는 질병이 아니다. 암은 우리 몸의 냉증과도 깊은 연관이 있다. 35도의 저체온에서 활발하게 증식되기 때문이다.

이렇게 생기는 암은 10~20년 또는 30년에 걸쳐 오랜 기간 식습관과 생활 습관, 스트레스, 환경 등 다양한 요소에 의한 영향으로 세포의 돌연변이에 의해서 발생한다.

우리 몸은 매일 3,000~10,000개의 암세포가 생기지만 암세포의 싹을 자르고, 처치하고 억제하는 각종 면역력에 의해서 암세포로 자라나지 않는다.

또한 우리 몸의 면역기능이 파괴하는 능력은 약 1,000만 개로 10억 개의 세포가 분열 증식되면 제거하지 못해 암이 발생한다. 따라서 암이 생기지 않게 하려면 우리 몸의 면역력을 높여 암세포를 이기는 몸으로 만들어야 한다.

과다한 육류 섭취 또한 사육과정의 배합사료, 환경호르몬, 항생제, 성장 촉진제, 방부제 등이 내분비를 착란시켜 암을 유발할 수 있다.

또한 육류는 우리 몸에 5일간 머물기 때문에 분해될 때 탄소, 수소, 암모니아를 내고 이때 탄소는 혈액 속 산소와 결합하여 탄산가스로, 수소는 산소와 결합하여 물이 된다. 또한 암모니아는 뇌세포를 죽이기도 한다.

이로 인하여 혈액 속에는 산소가 부족해지고 적혈구가 산소 운반을 못해 산소가 부족해져 활성산소가 되면 암이 생기는 원인이 될 수 있다.

이 밖에 암이 생기는 원인은 매우 다양한 편이다.

세계 최고의 암 전문 병원인 미국 텍사스 MD 앤더슨 암 센터의 로널드 드비뇨 원장에 따르면 암을 일으키는 원인을 크게 4가지로 꼽았다.

☑첫째, 노화, ☑둘째, 흡연, ☑셋째, 음식, ☑넷째, '바이러스'에 의한 것으로 보았다.

특히 '암의 30%는 흡연에서 비롯된다'라며 흡연의 해악을 강조했다. 그는 암 예방으로, 백신접종과 조기 검진, 적당량의 좋은 음식과 채소, 과일과 친해지고, 붉은색 고기 피하기 등을 제시하며, "노화는 어쩔 수 없지만, 나머지는 충분히 대처할 수 있다"라고 말했다.

여기서 적당량의 좋은 음식이란, 식사를 배부르게 먹지 않기(위 체면적의 75% 식사), 가공되었거나 조미료를 쓰지 않는 자연식품을 말한다.

또한 현대 사회에서는 스트레스도 암 발생에 주요한 요소로 작용하고 있다. 즉, 자율신경의 불균형이 지속적(긴장, 스트레스 등 교감신경 우의가 지속적이거나, 지나친 평온이 오래 지속적일 때 즉, 부교감 신경 우의가 지속적인 경우) 이지 않게 하는 것이다.

2) 암이 생기는 원인을 세분하면 아래와 같다.

노화 | 흡연 | 산소 부족 | 영양 불균형 | 운동 부족

수분 부족 | 수면 부족 | 저체온 | 과음 | 비만 |과식

(탄수화물 과다섭취) ｜ 육류 과다섭취 ｜ 환경

｜ 햇볕 부족(일광욕) ｜ 전자기파의 과다노출 ｜ 스트레스

가공 및 인스턴트 식품 자주 섭취, 설탕 등 당분 자주 섭취.

혈액 오염 ｜ 자율신경의 불균형(교감/부교감 균형 깨짐)

이 외에도 많은 원인이 있을 수 있다.

3) 암 예방

△ 첫째, 금연이다.

△ 둘째, 소식하고 탄수화물 섭취 줄이기. 통계를 보면 한국인의 탄수화물 섭취량은 매우 많다. 과식은 혈액 오염의 주원인이 된다.

우리가 섭취하는 음식물의 10%는 활성산소가 되며, 과식을 하면 활성산소가 더 많아지고, 소화기계로 혈류를 증가시킴에 따라 저체온의 원인이 되기도 한다. 또한 암세포는 포도당에 대한 영양 의존도가 높아 탄수화물을 대량으로 소비하는데, 이는 암세포가 증식을 위해서 막대한 에너지가 필요하기 때문이다.

미국 존스 홉킨스 대학의 과학자들은 '포도당을 절대적으로 필요로 하는 암세포는 포도당 공급을 중지했을 경우, 암세포가 스스로 사멸 했다'라고 보고했다.

암세포의 에너지 생산은 정상 세포와 비교해볼 때, 포도당 의존도가 높기 때문에 포도당이 풍부한 식사는 암세포 증식을 촉진한다.

암 예방을 위해서는 단순당의 과도한 섭취를 조절해야 한다.

일반적으로 암의 유전 원인은 10%이며, 나머지는 잘못된 식생활 습관 때문이다. 또한 40대부터는 대사 작용이 떨어지고 노화가 시작되기 때문에 식습관을 조절하지 않으면 질병이 생기는 원인이 될 수 있다.

100세, 120세를 대비하여 자연식품 위주로 자연치유력을 살아나게 하는 식습관으로 바꿔 나가야 한다.

△ 셋째, 음식을 골고루 섭취하며 녹황색 채소, 콩류, 해조류, 식이 섬유, 통곡류 등 전통 식품을 자주 섭취하되 오래 씹어 먹는다(30번 이상). 아울러 녹황색 채소와 양배추를 꾸준히 섭취한다. 양배추에는 정상세포가 암세포가 되는 것을 억제하는 물질이 들어 있다는 것이 많은 실험을 통해 입증되었다. 또한 양배추에 들어있는 비타민U는 손상된 세포를 치료하고, 백혈구의 기능을 활성화해 암 치료에 좋을 뿐 아니라 유황과 염소 물질이 들어 있어 위점막을 튼튼히 해 위염, 위궤양, 속쓰림 개선에도 좋다.

이밖에도 바이러스나 균의 침입을 막아 면역력을 높이며, 특히 칼륨은 혈압 조절에도 좋다. 양배추는 미국의 타임즈 지가 선정한 세계 3대 장수 식품 중 하나다.

미국 미시간 주립대와 폴란드 국가식품연구원의 연구 결과에 따르면 '일주일에 1회 섭취한 여성보다 최소 3회 이상 섭취한 여성은 유방암 발생위험이 72% 감소했다'는 연구 결과가 있다.

그리스의 철학자 피타고라스는 양배추를 가리켜 '양배추는 인간을 밝고 원기 있게 하며 마음을 가라앉히는 채소'라고 평가했다.

필자의 경우, 양배추(적양배추 포함 찻잔 접시 분량)를 매주 5회 이상 7년째 식사 전에 섭취하고 있는데, 그 결과 위 기능이 좋아지고 속이 편안하며 건강에 많은 도움이 되고 있음을 몸으로 체험하고 있다.

독자 여러분에게 적극 권하고 싶다. 처음 시도하는 경우, 소량으로 시작해 점진적으로 늘려가면 부작용 없이 만족한 결과를 얻을 수 있을 것으로 생각한다.

△ 넷째, 해조류, 콩류, 현미, 통곡물 등 식이 섬유가 많이든 식품을 섭취한다

△ 다섯째, 기름진 음식보다 담백한 자연식품 위주로 식사하기 (육류를 자주 먹지 말고 섭취 시에는 요리과정에서 지방이 제거된 수육이 좋다.

△ 여섯째, 목욕. 반신욕. 근육운동 등

암이 생기는 환자들의 대부분은 오랫동안 손발이 차고 아랫배가 차다. 암세포는 35도에서 가장 활발하게 증식하기 때문에 몸의 냉증은 암세포에 좋은 환경이 된다. 즉 암은 저체온증에서 시작한다고 볼 수 있다. 따라서 저체온증이 오래 가지 않도록 유의해야 한다.

암세포는 열에 약하다. 39,4℃가 되면 암세포를 사멸시켜 암을 치유할 수 있다. 즉, 저체온에서 암이 발생한다는 것을 알 수 있다. 따라서 운동과 목욕, 반신욕 등을 통하여 체열을 높이는 것이 매우 중요하다.

인체의 장기 중 심장, 소장, 비장은 암이 생기지 않는다. 이유는 체온이 높고 늘 일하기 때문이다. 반대로 암이 많이 발생하는 장기는 체온이 낮은 장기로 식도, 위, 폐, 대장 자궁

등이다.

우리 몸의 림프구는 체내에 열이 발생하면 활성화되어 열에 약한 암세포를 퇴치 한다.

'암은 열을 가하면 치유된다'는 의학 논문이 발표된 적이 있다.

또한 손발 등 몸이 냉한 사람은 운동, 목욕, 반신욕, 근육운동을 하고 아울러 몸을 따뜻하게 하는 식품을 자주 섭취하는 것도 좋은 방법이다. (몸을 따뜻하게 하는 식품 참고)

△ 일곱째, 규칙적인 운동을 한다.

운동 후 48시간이 지나면 운동의 효과가 감소한다. 매일 또는 주 4~5회 1회 40분 정도 규칙적으로 걷거나 수영 등 유산소 운동을 꾸준히 하면 큰 효과를 볼 수 있다. 이때 나무가 많은 숲속에서 하면 충분한 산소와 피톤치드를 공급받아 더욱 좋다.

고강도의 센 운동은 활성산소를 증가시켜 오히려 해로울 수 있으므로 피해야 한다. 자신의 체력 80%에서 멈추는 절제 있는 운동 방법이 바람직하다. 저강도로 편안한 마음을 갖고 꾸준히 해야 효과가 좋다.

"운동은 양치질하듯 하라"는 말은 양치질을 며칠씩 안 하다 몰아서 한꺼번에 하지 않듯, 운동도 몰아서 하지 말고 꾸준히 해야 좋다는 말이다.

WHO와 ACS(미국 암학회)는 1일 30분 이상 유산소 운동을 권장하고 있으며, 숨이 약간 찰 정도가 면역력의 효과를 볼 수 있다고 한다.

△ 여덟째, 질 좋은 충분한 수면을 한다. (좋은 시간 잠자기와 수면 시 전자기기 제품 멀리하기)

△ 아홉째, 충분한 수분을 섭취한다.

△ 열 번째, 산소가 많은 좋은 환경에 자주 간다.

(숲, 폭포수, 바닷가 등 음이온 많은 곳 자주 가기)

△ 열한 번째, 생활공간은 주기적으로 환기를 시켜주어야 한다, 가정(3회 이상), 사무실 환기(수시), 차량 운행 시 (30분마다 환기)

△ 열두 번째, 햇볕 자주 쬐기

△ 열세 번째, 절제 있는 음주와 금연

△ 열네 번째, 자율신경의 균형을 유지한다.

인체는 매일, 수천~수만 개의 암세포가 생성되나, 자는 동안 림프구가 암세포를 처치하기 때문에 이들 세포가 암으로 진행되지 않는다.

림프구의 역할이 바로 면역력이다. 이때 자율신경의 균형, 즉 교감, 부교감 신경의 상호교대작용이 림프구로 하여금 암세포를 제거 또는 억제할 수 있게 한다.

△ 열다섯째, 스트레스 덜 받기와 적절한 해소 방법을 실천한다.

△ 열여섯째, 가공식품 멀리하고 트랜스지방, 과당류를 멀리한다.

△ 열일곱째, 항산화 식품, 항염 식품을 자주 섭취한다. 우리 몸의 각종 질병을 유발하는 것이 만성 염증이다. 이를 줄이거나 없애지 않으면 결코 건강해질 수 없다.

또한 염증을 유발하는 붉은 육류, 튀김류, 햄·소세지 등 가공육류 보다 통곡물, 녹황색 채소류, 견과류, 등푸른생선과 흡착력이 좋아 불순물을 달라붙게 해 몸밖으로 배출시키는 미역류 등의 섭취를 많이 해야 한다.

△ 열여덟째 : 혈액을 맑고 깨끗하게 한다.

△ 열아홉째 : 살이 찌지 않게 하기. (비만은 염증을 유도해 종양을 촉진한다는 연구 논문이 있다)

12. 치매의 원인과 예방.

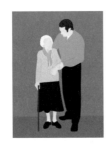

중앙치매센터는 건강보험 진료명세와 복지 서비스 이용현황 등 빅데이터분석한 결과, 65세 이상 치매 환자가 2017년 기준 70만 5,473명으로 추정하였으며, 같은 해 65세 이상 인구 706만 6,201명 중 약 10%다.

또한 치매센터는 65세 이상 치매 환자가 2024년 103만 명, 2039년 207만 명, 2050년 303만 명으로 급증할 것으로 예측했다.

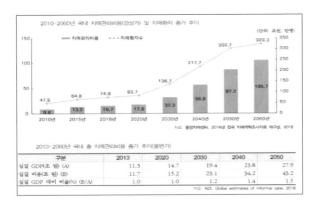

60세 기준으로 보면 2019년 현재 한국인 60세 이상 치매 환자

는 81만 명으로 이중 여성 환자 61.48%(50만명), 남성 환자는 38.52%(31만명)로 여성 환자가 월등히 많다. 또한 최근 10년간 4배나 급증하여 치매 예방에 큰 관심을 갖게 했다.

치매 환자에게 들어가는 의료비와 요양원 입소비 등 치료 비용과 조기 퇴직으로 잃게 되는 소득 등을 포함해 전체 치매 환자 관리 비용은 2017년 기준 14조 6,000억 원으로 추정하고, 이는 국내 총생산(GDP)의 0.8%로 2050년에는 42조 2,000억원(그해 GDP의 1,5%)에 이를 것으로 예측하였다.

1. 치매의 종류

(1) 알츠하이머성 치매 – 노화로 인한 뇌의 인지기능 저하로 읽기, 쓰기, 이해력, 언어 구사 능력 등에 장애가 생기는 병으로 전체 치매 환자의 약 50% 이상을 차지한다.

(2) 혈관성 치매 – 혈관을 손상하는 고혈압, 당뇨 환자에 많다. 뇌 혈관이 막히거나 좁아져 생기며, 뇌혈관 질환을 앓은 후에 생기기 쉽다. 팔다리 마비, 언어장애가 올 수 있으며, 전체 환자의 20~30%를 차지한다.

(3) 파킨슨병 치매 – 파킨슨병 발병 후 치매로 발전하는 경우다. 팔다리 마비, 보행장애, 언어장애, 근육경직, 떨림 증상을 동반한다.

(4) 알코올성 치매 – 오랜 기간 과도한 음주로 인한 뇌 증후군으로 뇌의 퇴행을 빠르게 해 인지기능을 손상시킨다.

(5) 레비소체 치매 – 레비소체 (파킨슨병의 흑질 청반 핵에 많이 나타나는 신경세포)를 가진 신경세포의 퇴행성으로 오는 치매로 12~25%를 차지하며 발병 1년 후에 파킨슨병 증상이 나타나

는 것이 특징이다. 헛것을 보는 등 환각, 망상, 우울증으로 이상행동을 보이기도 한다.

2. 치매의 원인

치매는 후천적으로 다양한 원인에 의해 뇌에 손상이 생겨 기억 상실, 인지기능 상실, 지적 장애 등 뇌의 기능에 문제가 생겨 발병하는 질환이다. 생활 습관, 섭취 음식, 운동 부족, 불면, 스트레스, 고독감, 유전적 요인, 약물 과다복용, 불편한 대인관계, 심한 정신적 충격 등 치매의 발병요인은 무려 80~90여 가지나 될 정도로 광범위 하다.

3. 치매 예방

1) 균형 잡힌 식사와 꼭꼭 씹어먹기

소식하고, 영양을 균형 있게 섭취하면서 천천히 꼭꼭 씹어먹는 게 중요하다. 치매 예방에 있어 우리가 매일 섭취하는 음식물 중 '무엇을 먹느냐'도 치매 발병과 깊은 관련이 있기 때문이다.

치매 전문저널 Alzheimer's & Dementia 연구에 따르면, 비타민 D가 풍부한 식품이 치매 예방에 도움이 된다고 한다.

65세 이상 노인 1,700명을 6년간 추적한 결과, 329명이 치매 증상을 보였는데, 비타민 D 섭취 그룹이 그렇지 않은 경우보다 치매에 걸릴 확률이 28% 낮은 것으로 나타났다.

주요 식품으로 연어, 참치, 계란, 버섯, 우유, 요구르트와 뇌 건강에 좋은 천마, 과일, 채소, 잡곡류, 항산화 식품 등이 있고, 햇볕을 충분히 쬐는 것도 매우 중요하다.

영국인 5,083명을 추적하여 관찰한 대규모 코호트 연구 결과에서도 붉은 육류, 햄, 소시지, 튀긴 음식, 가공식품 등을 즐겨 먹고 통곡물은 적게 먹는 경우, 인터루킹-6 (혈액 중 염증지표) 수치가 높고 인지기능 중 추론 능력 저하가 뚜렷하게 나타났다. 어떤 음식을 먹느냐에 따라 염증이 많아져 뇌 기능을 떨어뜨린다.

식사할 때는 음식물을 많이 씹어 먹는 것도 소화 촉진과 뇌 해마 주변의 혈액 흐름을 좋게 하여 치매 예방과 치료에 도움을 줄 수 있다.

2) 규칙적인 운동

매 예방 및 치료에는 음식 다음으로 규칙적인 운동이 매우 중요하다.

주 3회 이상 걷기 등 규칙적인 운동을 한다. 운동을 하면 각종 근육을 움직여 혈액순환을 촉진한다. 혈액순환이 잘되면 뇌의 기억 중추인 해마 주변의 혈류를 증가시켜 기억력을 향상시켜 치매 예방과 개선에 도움된다.

미국 뉴욕대학의 안토니오 콘비트(Antonio Convit) 박사는 "덤벨처럼 신체에 부하를 주는 운동은 기억력 유지와 회복에 효과적이다" 라고 밝혔고, 일리노이대학의 아서 크레이머 (Arthur Kramer) 교수는 "운동하는 사람과 운동하지 않는 사람을 대상으로 뇌의 MRI 화상을 비교하면 운동하지 않는 사람의 뇌는 위축과 노화 정도가 심하다"고 밝혔다.

유산소 운동과 근육운동을 병행하면 인지능력 향상과 낙상 방지 효과, 체열 상승효과를 동시에 가져와 치매 예방뿐만 아니라 건강 증진에 많은 도움을 주게 된다.

3) 혈류를 촉진하는 생활 습관

100세 장수인들 중에는 손과 발을 수시로 주무르시는 분들이 많았다. 손발과 귀에는 오장과 육부의 경혈과 연결되어 있어 자주 주무르는 것은 오장 육부의 혈류를 촉진 해 자극해 건강 증진은 물론 기억력을 좋게 하는 데 도움이 된다.

4) 지속적인 두뇌 운동

지속적으로 뇌에 자극을 주는 두뇌 운동으로 신문읽기, 독서, 화투 놀이, 노래 부르기, 게임 등 뇌의 해마 주변 혈류를 촉진해 기억력증진과 치매 예방에 도움을 줄 수 있다. 또한 뇌 운동 시에는 몸을 움직이게 하는 운동도 효과적이다.

5) 가족, 친구, 지인과의 적극적인 대화(소통)

가족 간의 대화, 친구, 지인 간의 적극적인 교류도 자율신경을 활발하게 하여 고독감, 우울증 해소, 교감, 소통, 인지력 등을 향상시켜 치매 예방과 치료에 도움을 줄 수 있다.

일반적으로 나이가 들어감에 따라 친구, 지인 등 교류가 축소되는 경향이 있는데, 노년의 정신 건강 증진과 치매 예방에 좋지 않음으로 교류를 줄이지 말고 오히려 늘려나가는 등 적극적으로 대처해 나가는 것이 바람직하다.

6) 충분한 수면

질 좋은 충분한 수면을 하면 치매 원인 물질인 타우 단백질 (알츠하이머 병과 관련된 신경섬유 얽힘에 관여하는 단백질) 과 베타 아밀로이드의 배출을 돕고, 세포조직에 활력을 주며, 적절한 노동과 일하기로 밤에 깊은 잠을 자게 한다. 이밖에 적절한 휴식과 배우고 기억하는 두뇌 사용 습관도 건강 증진 과 치매 예방에 도움을 줄 수 있다.

(100세 장수인들 중에는 햇볕 많이 쬐기, 충분한 수면, 충분 한 물 섭취와 채소 섭취, 화투 놀이, 걷거나 일하기 등이 많 았다)

7) 충분한 수분을 섭취한다.

우리의 몸은 60~ 100조 개의 세포로 구성되어 있다. 이러한 세포의 99%는 수분이고, 뇌의 84%도 수분이다. 인체는 나이 와 상관없이 충분한 수분 섭취를 해주어야 하는 이유이다.
나이가 들면 수분 섭취에 소홀하기 쉬운데, 충분한 수분 섭취야 말로 건강은 물론 치매 예방에도 좋을 뿐만 아니라 몸의 신진대 사를 촉진 해 세포에 활력을 주어 노화도 늦출 수 있다. 또한 치 매 원인 물질인 타우 단백질, 베타 아밀로이드 같은 노폐물 배출을 원활하게 하는 데 도움이 된다.

8) 금연

금연은 암 예방뿐 아니라 치매 예방에도 도움을 준다. 건강을 위해서 반드시 금연을 실천해야 한다. 흡연은 치매의 아주 좋 은 친구다.

9) 혈당량을 급격히 높이는 식품을 멀리한다.

혈당을 높이는 과다한 탄수화물 섭취를 줄이고, 단백질, 지방, 비타민, 미네랄, 식이 섬유, 식물 영양소, 물, 8대 영양소를 균형 있게 섭취한다.

10) 황사, 미세먼지가 심할 때는 외출을 자제한다.

11) 머리를 다치지 않도록 조심한다.

뇌 손상 방지는 물론 낙상 등으로 부상을 입지 않도록 해야 한다.

12). 칫솔질을 잘한다.

칫솔질을 잘하는 것은 면역력을 높이는데 도움을 준다.

13) 과도한 음주를 하지 않는다.

과도한 음주는 뇌의 퇴행과 인지기능을 상하게 한다.

14) 치매에 좋은 귀리를 꾸준히 섭취 한다.

항 치매에 효과가 있는 곡물인 귀리를 꾸준히 섭취한다.

농촌진흥청의 실험에 의하면, 귀리가 항치매 효과가 있는 것으로 밝혀졌다. 귀리에 있는 성분 중 아베난쓰라마이드(Avenanthramide) 물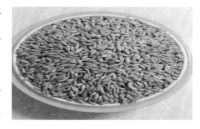질이 알츠하이머 치매 예방 및 치료에 효과가 있으며 곡물

중에 유일하게 귀리에만 존재하는 폴리페놀 성분이 있다. 이 밖에 항산화 항염증에도 효과가 있으며 항치매 활성이 높다는 사실도 연구를 통해 입증됐다. (알츠하이머 치매를 유도한 쥐에 Avn-c 단일 물질6mg/kg을 2주간 먹인 결과, 해마에서 억제됐던 기억형성의 기억이 회복됐다. 쥐는 정상 수준의 기억력을 보였으며, 치매 증상의 하나로 나타나는 공격적인 행동도 완화됐다)

15) 다양한 색깔의 식품을 섭취하고, 가공식품이나 인스턴트 식품을 멀리 한다. 식품의 5방색을 골고루 섭취한다.

☐ 치매에 좋은 식품

■고등어, 꽁치, 삼치, 정어리, 연어 등 등푸른생선은 오메가3가 풍부하다. ■호두, 아몬드, 땅콩 불포화 지방산과 철분, 칼슘이 많은 견과류. 애호박은 세포의 손상을 막아주고 두뇌 발달에 도움을 주며, ■ 브로콜리에는 풍부한 엽산이, ■연어에는 뇌 신경 기능을 활성화하는 다량의 DHA가 들어 있다. ■강황의 커큐민 성분은 기억력 향상과 항산화 성분이 많아 뇌 기능 촉진에 도움을 주어 치매를 예방한다. (인도인들이 전 세계에서 치매 발병률이 가장 낮다)

■포도 등 블루베리류, ■항암, 항산화 식품인 마늘. ■녹차, 칼슘 철분이 많아 심혈관에도 좋은 양파, ■혈관 내벽 청소와 혈액 순환을 촉진하는 천마, ■신경세포재생과 인지능력을 향상

시키는 노루궁뎅이 버섯, ■뇌 기능을 활성화하는 초석잠화, ■
기억력과 인지능력을 돕는 홍삼, 생강, 각종 채소와 생선류 등

13. 돌연사 (심장마비, 심근경색, 협심증, 부정맥)

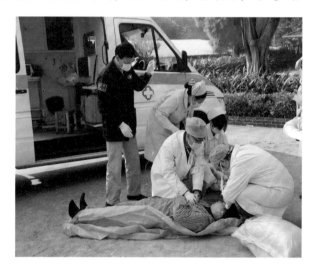

□ 현황

암에 이어 사망률이 높은 질병이 심혈관 질환이다. 매년 5만여
명이 사망하며, 그 수는 매년 증가하고 있다. 기온이 떨어지고, 일
교차가 클 때는 더욱 위험해진다.

한 연구에 따르면 기온이 1^0C 이상 벌어지면 심혈관 질환으로
인한 사망률이 2.46% 늘어난다는 연구 결과도 있다.

평소 심장은 관상동맥을 통해 산소와 영양분을 공급받는데 기온
차로 인해 관상동맥이 수축하고 불순물이 쌓여 혈관이 좁아지게

되면 급성 심근경색이 나타나고 심장근육에 괴사가 일어나는 질환으로 돌연사로 이어질 확률이 높다고 한다.

대한 심장학회에 따르면 "돌연사의 10명 중 1명 정도만이 아무런 심장질환 없이 사망하는 경우이며, 나머지는 평소 심장혈관과 심장근육에 문제가 있었던 사람에게 발생한다. 또한 심혈관 질환은 전조증상이 나타났을 때 빨리 치료해야 생존율을 높일 수 있으며 심근경색은 2시간이 '골든 타임'이라고 한다. 즉 2시간 이내에 병원에 도착해 치료를 받아야 한다.

일상생활 중 갑작스러운 가슴 통증이 30분 이상 지속되거나 호흡곤란, 식은땀, 구토, 현기증 등이 나타날 때는 심근경색을 의심하고 병원을 찾아야 한다.

- 2017년 돌연사 사망자는 18,261명이나 된다. 이는 폐암보다 많고, 교통 사고사의 3.6배나 된다.

  이중 남성이 61.3%(11,200명), 여성이 38.7%(7,000명)로 남성이 여성보다 1.6배나 많다. '돌연사하는 사람의 반 이상은 전조증상 없이 사망 한다'고 한다.

☐ **원인**

(1) 달고 짠 음식, 트랜스 지방, 지방질 등 과다 섭취

(2) 운동 부족

(3) 과식 (특히 저녁에 과식 주의)

(4) 급격한 체온 변화 여름 (3,800명)보다 겨울(5,100명)에 주로 발생한다.

(5) 주로 40~50대에서 많이 발생한다.

(6) 코골이 수면무호흡증(심장 기능이 약한 경우)

(7) 흡연, 과다음주.

(8) 과체중.

□ 심장 건강을 위한 생활 습관

(1) 건강한 식사 습관

▶ 오메가3 불포화 지방산이 많이든 등푸른 생선과 견과류, 채소, 과일 자주 섭취

▶ 중성지방 수치를 줄여 혈행을 개선하기 위해 기름진 음식, 탄수화물 많은 음식 줄인다.

▶ 염분, 설탕, 고기, 트랜스 지방 섭취 조절.

(2) 생활 습관 개선 (자연 친화적인 생활)

(3) 금연. 금주 (마실 경우, 하루 2잔 이내

(4) 규칙적인 운동.

(5) 적정한 체중 유지.

(6) 체온 변화가 심한 겨울철 새벽 운동 삼가야. (급격한 혈관 수축) (따뜻한 한낮이나 실내에서 운동 권장)

(7) 숙면.

(8) 스트레스 줄이기.

(9) 정기적인 건강검진. (자료: 대한 심장학회)

2002년 앨버트 등의 연구에 따르면 14,916명의 건강한 남자 의사의 혈액을 추적 분석한 결과, 17년 뒤 심혈관 질환으로 사망

한 94명의 혈액 속 오메가3 수치가 낮은 것으로 확인됐다.

심장발작을 일으킨 환자 대부분에서 혈액의 EPA와 DHA 함량이 일반인에 비해 현저히 떨어졌다.

심장질환으로 사망한 환자에게서 오메가3가 부족했다.

▷ 부정맥

심장 박동이 빠르거나 불규칙하게 느껴지는 것을 말한다.

▷ 심방 세동

가장 흔한 부정맥은 '심방세동'이다.

불규칙한 두근거림, 호흡곤란, 흉부 불편감 등 다양한 형태로 나타나는 질환으로 고령일수록 발병률이 높다.

심방세동이 위험한 이유는 뇌졸중과 연관이 있기 때문이다. 불규칙적인 심장 리듬으로 혈전이 만들어지고, 이 혈전이 혈액을 타고 뇌혈관을 막게 되면 뇌졸중을 유발한다.

심방세동 환자는 건강한 사람에 비해 뇌졸중의 위험이 5배나 높다. 뇌졸중 임상연구 센터의 진료지침에 따르면 '뇌졸중은 발병 후 적절한 치료를 받지 못하면 심각한 합병증과 장애를 남기거나 사망할 수 있다.

심방세동 진단은 심전도 검사를 통해 이뤄지며 조기에 발견하면 적절한 항응고 치료로 허혈성 뇌졸중 예방이 가능하다.

심장세동 환자의 1/3은 자각증상을 느끼지 못한다고 한다.'

(심전도 모니터링 기술이 탑재된 스마트기기 사용이 국내 식품의약품안전처의 허가를 받았다. 부정맥, 심장세동 증상을 느끼면 전문의를 찾아 정밀진단을 받고 질환을 관리할 수 있다)

14. 고지혈증과 동맥경화

☐ 고지혈증

지방과 탄수화물 과다 섭취에 의한 영양과다이다.

동물성 지방, 탄수화물을 과다 섭취하고 운동 부족이 생기면 혈중 콜레스테롤과 중성지방이 많아져 고지혈증이 된다.

식이조절과 규칙적인 운동으로 기초 대사량을 늘려주어야 하며, 습관적으로 식간에 떡, 빵 등 탄수화물이 많이든 군것질의 섭취를 자제해야 한다.

☐ 동맥경화

고지혈증이 되면 혈액의 점성이 높아져 혈액 순환이 제대로 안된다.

따라서 혈액의 점성을 낮춰 원활한 혈행을 위해 우리 몸은 필요 이상의 지방이나 콜레스테롤을 혈관 내벽에 침착시킨다. 이것이 '동맥경화'다.

약물보다는 식이조절과 규칙적인 운동을 꾸준히 하여 부작용 없게 원인을 치료하는 것이 최선이다.

15. 고혈압과 당뇨병

고혈압과 당뇨병은 습관병이다. 의지를 가지고 잘못된 습관을 바꾸면 병에서 벗어날 수 있다.

『공복의 힘』의 저자 이시하라 유미는 고혈압과 당뇨병에 대하여 다음과 같이 말하고 있다.

☐ 고혈압

동맥경화로 혈관 내벽이 좁아지면 혈액의 흐름이 나빠진다. 이때 심장은 많은 혈액을 보내기 위해 더욱 힘을 가해 펌프질을 한다. 염분 섭취도 제한해야 한다. 필요 이상의 염분이 혈액으로 들어가면 주변의 세포에서 수분을 흡수해 혈액양이 늘어나고, 심장은 혈액을 내보내려고 하기 때문이다.

동양의학에서는 하반신의 근육이 약해지는 것도 고혈압의 한 가지 원인으로 보고 있다. 적절한 운동이나 육체노동을 하면 몸속의 영양소와 노폐물이 연소되어 피가 정화된다. 근육은 단련하면 커지고 모세혈관도 늘어난다. 또한 하반신 근육이 발달하면 하반신의 혈행도 좋아지고, 혈행이 촉진되어 심장의 부담도 줄어든다. 하반신 근육이 쇠퇴하면 혈액이 상반신으로 올라간다. 머리에 피가 몰리면 머리는 따뜻하고 발은 찬 상태가 된다. 상반신에 지나치게 혈액이 많아지기 때문에 뇌경색이나 심근경색 등 혈전을 만드는 병이 생기기 쉽다. 특히 하반신 근육이 감소하면 활동량도 줄어들어 저체온이 되어 각종 병이 생기기 쉽다.

건강의 기본이 두한족열(頭寒足熱)이므로 하반신 근육을 늘리는 것이 중요하다.

WHO (세계보건기구)의 하루 염분 섭취 권고량은 6g이다. 한국인 성인 하루 염분 섭취량은 12~14g으로 여전히 높다. 김치, 장류 등의 영향이 클 것이다. 지금보다 짜게 먹는 습관을 바꾸고, 규칙적인 운동을 꾸준히 하며 운동을 할 때도 하체 운동과 근육운동을 같이 하면 개선되어 원인 치유를 할 수 있다.

당뇨병에 걸린 사람은 예외 없이 상반신보다 하반신이 약하다는 사실이다. 몸을 많이 움직이지 않기 때문에 하반신 근육이 쇠약해 져 있다.

근육의 70%는 하체에 있고, 체온의 40%는 근육이 당분을 연소 해서 만들어 낸다. 하체 근육이 감소하면 그만큼 당분의 소비량도 줄어들어 당뇨병이 되기 쉽다.

당뇨병을 예방하고 치료하려면 혈액 정화를 위해 육식 중심의 고영양식은 피하고, 철저하게 소식하고 규칙적으로 운동을 하여 당 분을 연소시키며 하반신 근육을 단련해야 한다.

소식 시 채식과 생선 위주로 반찬을 골고루 섭취하여 영양의 균 형이 깨지지 않도록 하고, 탄수화물은 적게 먹는 식사로 바꾸는 것이 바람직하다.

16. 연골 손실을 예방하고 관절을 좋아지게 하려면

나이가 들면 관절과 연골에 문제가 생겨 고생하는 사람이 많다. 주요 원인으로는

□ 첫째, 바르지 못한 자세 때문이다. 잘못된 생활 습관, 좋지 않은 자세, 배가 나와 상체가 뒤로 젖히게 되는 경우, 허리뿐만 아니라 신체 불균형에 따라 목과 다리에까지 영향을 주게 된다.

□ 둘째, 비만 등 체중의 증가이다. 바른 자세에서는 영향이 덜 하나 바르지 못한 자세에서는 관절과 연골에 직접적으로 영 향을 많이 주게 된다.

□ 셋째, 근육의 수분 저하이다. 관절을 지탱하고 있는 근육에 수분이 부족하게 되면 탄력 저하, 관절 뒤틀림, 관절 마모가 빨리 오고, 통증이 뒤따른다.

□ 넷째, 외상, 질병, 기형, 큰 충격 등이 원인이다. 사고 등 외상으로 인하여 다치거나, 질병, 유전적 요인, 외부로부터 큰 충격에 의해서다.

□ 다섯째, 무릎의 ㅁ자형 변형, 유전적 요인, 무리한 반복 동작 운동, 과도한 계단 오르기, 무리한 등산도 퇴행성 관절을 촉진하는 원인이 될 수 있다.

□ 여섯째, 카페인이 많이든 식품이나 음료를 지나치게 섭취할 때도 관절에 나쁜 영향을 미친다.

□ 관절과 연골에 좋은 식품

1) 기름진 생선은 연골을 튼튼하게 해주고, 오메가3 지방산은 관절의 염증을 낮춘다. 고등어, 꽁치, 삼치, 정어리, 연어 등 등푸른 생선과 오메가3가 많은 식품인 호두 등 견과류, 밤, 들깨 등이 좋다.

2) 감귤류에 들어 있는 영양소에는 연골의 주재료인 콜라겐과 비타민 C는 항산화 효과가 탁월하다. 체리, 브로콜리, 오렌지, 자몽 등이 좋다.

3) 칼슘과 비타민 D가 많이 든 식품 섭취

▶ 칼슘이 많이 든 식품 : 미꾸라지, 사골국, 멸치 등 뼈째 먹는 생선, 콩, 배추, 브로콜리, 케일 등

▸ 비타민 D가 많이 든 식품 : 달걀노른자, 등푸른생선, 동물의 간, 말린 표고 등

4) 초록입 홍합(뉴질랜드에 서식), 홍화씨,

5) 토마토에는 붉은색을 띠게 하는 라이코펜이 강력한 항산화제 하나로 골 관절염과 노화질환, 암·예방에 효과적인 것으로 알려져 있으며, 생으로 섭취하는 것보다 살짝 익히면 더 효과가 좋은 것으로 밝혀졌다.

6) 브로콜리는 비타민, 황산화제, 섬유소 등이 풍부해 퇴행성 관절염 예방에 도움을 주며 살짝 데쳐서 먹는 것이 좋다.

7) 오가피에 들어 있는 시사노사이드 성분이 관절염에 좋은 것으로 알려져 있으며, 장기간 복용하면 퇴행성 관절염에 효과가 있다는 연구 결과도 있다. 이밖에 오가피의 아칸토산은 류마티스성 관절염이나 요통 등에 도움을 준다.

8) 돼지고기의 메티오닌리아 성분이 관절 건강에 도움을 준다. 메티오닌이 부족하면 연골이 약화되면서 관절염이 나타날 수도 있다.

9) 햇볕쬐기(일광욕)는 햇빛의 비타민 D는 칼슘의 흡수를 돕는다.

17. 갱년기(여성·남성)를 슬기롭게 보내기

남성 호르몬인 '테스토스테론'과 여성 호르몬 '에스트로겐'은 각각에 맞는 호르몬이 더 많이 분비되다가 나이가 들면서 이 호르몬 분비가 줄어들어 갱년기 증상이 나타난다. 여성은 폐경기 이후 3~7년간 지속되고, 남성은 40대부터 서서히 나타나는 특징이 있다.

☐ 여성 갱년기

갱년기가 오는 시기는 개인차가 많다. 초경이 빠를수록 폐경도 빠르고, 초경이 늦을수록 생리도 늦게까지 한다고 한다. 또 섭생, 생활, 규칙적인 운동, 정신상태 등에 따라 많은 차이가 있다.

갱년기 증상도 심리적 불안정, 신경과민, 불안, 초조, 두통, 짜증, 불면, 가슴 답답증, 식욕부진, 홍조, 한기를 느끼는 등 갱년기 증상도 다양하게 나타난다.

또 폐경 이후에는 골조직의 칼슘이 빠져나오면서 골다공증이 빠르게 진행되며, 혈청 콜레스테롤의 증가로 인한 심장 순환기계에 이상을 나타내기도 하는 등 신체 각 기관에 노화의 징후가 빨라진다. 이러한 증상은 사람마다 차이가 커 비교적 별 고통 없이 가볍게 지나가기도 한다.

이러한 차이는 체질이기도 하지만, 평소 규칙적인 식생활과 운동, 냉증 제거 등으로 건강관리를 잘 하면 쉽게 지나간다.

▷ 여성 갱년기에 좋은 식품은 다음과 같다.

☐석류 ― 신장과 방광의 기능을 강화하고 도우며, 식물성 에스트로겐이 있어 안면홍조에 좋다.

□콩 ― 콩에는 '이소플라본'이라는 에스트로겐의 구조와 거의 흡사한 식물성 에스트로겐이 풍부하다.

□칡 ― 칡에는 '다이드제인'이라는 식물성 에스트로겐이 있다.

□멍게― 아연을 함유, 여성 호르몬 분비를 도와 안면홍조나, 우울감 완화에 도움을 준다.

□비트― 아질산염이 풍부해 혈관 건강과 혈액 순환을 돕고, 베타인 성분은 혈전이 쌓이는 것을 막아준다.

□자두 ― 자두의 붕소 성분은 에스트로겐 분비를 촉진하고, 안토니아신 성분은 만성질환과 뼈 건강, 노화 방지 등에 좋다.

□양배추 ― 에스트로겐 촉진과 피부세포 노화방지, 위궤양, 체내 독소 배출 등 많은 성분을 함유한 세계 3대 식품 중 하나다.

□우 유 ― 트립토판 성분은 불면증에 도움이 된다.

□오미자― 오미자의 '리그난'은 안면홍조, 땀, 갈증, 감정 기복 완화에 좋다.

□서리태 ― 대두, 병아리콩, 녹두, 강낭콩, 두부 등의 '이소플라본' 성분은 에스트로겐과 유사한 작용을 한다.

□호박씨 ―호박씨에 함유한 '리그난' 성분은 에스트로겐 분비를 돕고, 아연과 셀레늄 등이 풍부하며, 아미노산은 남성에게도 좋다.

□ 남성 갱년기

여성뿐 아니라 남성도 나이가 들면 남성 호르몬 부족으로 갱년기 증상이 나타난다. 특징은 여성과 달리 서서히 나타나 증상이 조금씩 진행된다.

고환에서 생성되는 남성 호르몬인 테스토스테론은 30대를 전후하여 해마다 1%씩 감소하므로 50~60대가 되면 30~50% 감소한다. 남성중 약 30%는 40대 이후 나타나기도 한다.

남성 갱년기가 발생하면 노화를 촉진하고, 신체 저항력과 면역력이 떨어져 남성 건강에 큰 적이 된다.

주된 증상으로는, 피로감, 무력감, 기억력 저하, 집중력 저하, 우울증, 신체 근력 감소, 체지방 증가, 복부비만, 성기능 저하, 등 남성 호르몬 감소에 따른 현상이 나타난다.

남성 갱년기의 주요인으로는 과도한 음주, 흡연, 스트레스, 고혈압, 당뇨, 비만 등 성인병과 간 질환 등이다.

남성 갱년기는 규칙적인 운동, 생활 개선, 음식 등으로 극복할 수 있으며, 세부적 방법은 다음과 같다.

■ 규칙적인 운동과 생활 / ■ 충분한 수면 / ■과식, 폭식 삼가기

■ 맵고 짠 음식 삼가기 / ■ 제철 과일, 채소 많이 섭취 / ■ 건전한 취미 활동과 성생활 / ■남성 호르몬 분비를 억제하는 흡연, 과음 삼가기.

■ 남성 호르몬을 늘려주는 갱년기에 좋은 식품을 골고루 섭취

▷ 남성 갱년기에 좋은 식품

□굴 ― 아연과 셀레늄이 풍부해 테스토스테론 분비를 촉진한다.

□호두 ― 오메가3 지방산은 우울증 극복에 도움을 준다.

□브로콜리 ― 항산화 물질인 '피토케미켈' 성분이 다량 함유하여 남성 호르몬 생성을 촉진한다.

□마늘 ― 알리신 성분은 스테미너와 면역력을 강화한다.

□복분자 — 피로회복, 발기부전, 비타민 A, C가 풍부하고 노화 방지에 도움.

□구기자 — 신장, 간 기능이 약해질 수 있어 이를 보한다.

□산수유 — 신장 기능을 보하고, 성 기능을 강화한다.

□홍삼 — 정자의 운동성과 수를 증가시켜 테스토스테론을 증가시킨다.

이밖에도 게, 새우 등 해산물, 콩, 깨, 호박씨, 등푸른생선, 견과류, 옻, 망개나무 뿌리 등을 들 수 있다.

18. 췌장암의 원인과 예방

췌장은 위 뒤쪽에 있는 약 13cm 크기의 장기로 인슐린과 강력한 소화액을 내어 완전하게 소화되게 한다. 또한 '인슐린'이라는 내분비를 내어 소화된 당질을 산소와 결합하여 열량을 만들어 전신을 돌게 한다.

과식과 과음 또한 췌장에 지방이 쌓이고, 지방세포에서 염증 유발 물질이 나와 베타세포(인슐린을 만드는 세포)를 파괴하여, 췌장의 기능을 떨어뜨린다.

발병 원인을 살펴 자연 의학적 관점에서 제거하면 고칠 수 있다.

공기 중에는 산소와 질소의 비율이 78:21이다. 암은 환경호르몬 식품뿐만 아니라 산소 부족도 영향을 미친다. 숲이 많은 곳에서 걷기를 자주 하는 것은 췌장암뿐만 아니라 각종 암 예방에 큰 도움이 된다. 면역 세포인 T세포와 NK세포가 부족하면 췌장암이 올 수가 있다. T세포는 B2가 많은 현미에 있다. 그러나 근심, 걱정을 많이 하면 NK세포와 T세포가 파괴되므로 유의해야 한다.

우리가 섭취하는 영양소 중'칼로틴'이라는 물질은 항산화를 하는 미네랄이다. 가열하지 않은 싱싱한 채소와 미역에 많이 들어 있고, 섬유질이 풍부하며 생리작용을 한다. 이밖에 금연하고 절주하며 육류 섭취를 줄이고, 각종 싱싱한 채소, 현미, 미역, 생선, 콩류 등의 섭취가 좋다. 식사 시에는 많이 씹어 먹고(최소 30회) 가공식품이나 인스턴트 식품을 멀리한다.

또한 충분한 수면과 햇볕을 많이 쬐고, 운동 또는 일(노동)을 많이 해야 한다. 이외에도 즐겁게 생활하면서 많이 웃고, 항상 몸을 따뜻하게 하는 것도 췌장암 예방에 도움을 줄 수 있다.

19. 인간은 소우주, 섭리에 따르면 건강해진다

사람은 1분에 18회 숨을 쉰다. 바다의 파랑도 1분에 18회다.

지구가 태양을 한 바퀴 도는 데는 365일이 걸린다. 1년이 365일로 정해진 것은 지구의 공전주기가 기준이 되기 때문이다.

사람의 오장(간장, 심장, 비장, 폐장, 신장)과 육부 중 오장은 자신의 의지와는 상관없이 24시간 무의식적으로 움직이며, 평생을 쉬지 않고 일을 한다. 쉬게 할 수 도 없다. 쉬면 죽는다.

오장 중 심장은 양이고, 신장은 음이다.

심장을 좋게 하려면, 햇볕을 많이 쬐고 자기장이 필요 하다. 운동할 때는 햇볕을 받으며 약간 숨이 찰 정도로 규칙적으로 하는 것이 좋다.

신장을 좋게 하려면, 흙을 많이 밟아야 하고, 물을 많이 필요로

한다. 규칙적으로 주 4~5회, 1회 40분 정도의 걷기가 매우 좋다. 숲이 우거진 곳이라면 더욱 좋다. 또한 신장은 하루 동안 180L 의 피를 거르고, 약 2L의 물을 소변, 대변, 호흡과 땀으로 배출한다. 그만큼 물 마시기가 중요하다.

규칙적인 걷기 등 유산소 운동과 생수를 충분히 마시는 것은 인체에 활력을 줄 뿐만 아니라 자기 치유력과 면역력을 높인다.

폐(肺)를 좋게 하려면, 나무가 우거진 숲에서 깊은숨을 들이마시는 것이 좋으며, 폐 건강은 물론 순환기계의 기능도 좋게 한다.

간(肝)을 좋게 하려면 일과 휴식을 적절히 배분하여 과로하지 않도록 해야 한다. 충분한 수면은 필수이다. 잠깐씩 휴식을 취할 때는 누워서 하는 것이 효과적이다. 낮에 피곤하여 20~30분 정도 누웠다 일어나면 몸이 가벼워지는 것을 느낄 수 있다. 간의 역할 이다. 간은 자지 않더라도 몸이 누워 있으면 휴식을 취하는 것으로 알고 활발하게 일을 하는 특징이 있기 때문이다.

따라서 심장, 신장, 폐장, 간장을 좋게 하려면 각각에 맞는 적절한 자극이 필요하다.

여름과 겨울철의 완벽한 냉, 난방 시설도 인체의 자연 면역계를 떨어뜨리는 요인이다.

우리가 섭취하는 식품도 자연 그대로의 식품을 섭취하는 것이 우리 몸 즉 오장 육부는 매우 좋아한다. 결과는 건강한 몸으로 보답한다.

반면에 가공된 식품, 인스턴트 식품, 튀김류, 편의식품류 등을 오장 육부는 매우 싫어하며 건강에 각각 좋지 않은 영향을 주게되고 질병의 원인을 제공한다.

식습관의 중요함은, 병을 생기게도 하고, 예방하기도 하며, 치유하기도 한다. 자연과 자주 가까이하고 자연식품을 섭취할 때, 소화기계, 호흡기계, 배설계, 순환기계가 정상이 되고 신경계와 면역력도 살아나 초고령 사회와 함께 120세 천수(天壽)를 누릴 수 있게 된다.

20. 좋은 생활 습관은 자연 치유력과 면역력을 높인다

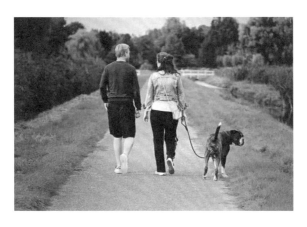

좋은 생활 습관을 규칙적으로 실천하는 것은 자연 치유력과 면역력을 높이는 지름길이다.

첫째, 몸을 따뜻하게 한다. 손과 발이 냉한 사람은 밤에 잠을 잘 자지 못한다. 기와 혈의 순환이 원활하지 못하기 때문이다. 또한 몸이 차기 때문에 체온 보호를 위해 지방을 내보내지 않아 살이 빠지지 않는 원인이 된다. 이 밖에도 몸이 차게 되면 몸의 혈액 순환장애에 따라 에너지가 부족해지고 저체온에 따른 각종 병이 생기는 원인이 될 수 있다.

특히 체질적으로 소음인의 경우, 따뜻한 음식, 따뜻한 물, 몸을 따뜻하게 하는 대추, 생강, 인삼차를 마시고, 규칙적인 운동으로 체열을 생성시키며, 얇은 옷 덧입기 등으로 체온 보호에 신경 써야 한다.

둘째, 영양소를 골고루 균형 있게 섭취한다. 사람은 하루에 30여 가지의 식품을 골고루 섭취하는 것이 좋다고 한다. 편식하지 않고 균형 잡힌 식습관이 필요한 이유다. 체질과 입에 덜 맞더라도 영양소의 불균형 해소를 위해 최대한 골고루 섭취하며 체질에 맞는 음식은 자주 섭취 하여야 한다.

또한 잡곡밥이나 통곡물 식사를 하고, 녹황색 채소, 등푸른생선을 즐겨 먹으며 튀긴 음식이나 가공식품, 단 음식을 멀리한다. 또한 잘 씹어먹는 것도 학습, 기억, 감정 등 우리 뇌의 해마 영역을 자극해 치매 예방에 도움을 줄 수 있다.

셋째, 약물에 의존하는 습관을 버린다. 약으로 일시적인 안정을 찾는 것은 때로는 필요하다. 약 복용을 습관적으로 장기간 복용하면 교감신경이 과도하게 긴장 또는 흥분되어 불면증이 생기는 등 약으로 인한 또 다른 고통이나 부작용을 겪을 수 있기 때문이다. 또한 약에 대한 내성이 생겨 시간이 갈수록 약의 양이 늘어나거나 새로운 약을 추가 하게 된다. 장기간의 약 의존은 우리 몸의 대사기능과 면역기능을 떨어뜨려 자연치유력은 점점 줄어들고, 면역력 저하와 치매 등 질병에 취약한 몸이 될 수 있기 때문이다.

약을 쓰기 전에 병이 오게 된 근본 원인을 뒤돌아보고 찾아내어 식생활 개선을 통한 근본적인 치유 방안을 찾아야 한다.

넷째, 충분한 수면을 한다. '잠은 보약이다'라는 말이 있다. 적당한 피로는 숙면에 도움을 준다. 잠을 자는 동안 우리 몸은 최고의 회복기능이 작동한다. 자시(밤 11시)부터 인시(새벽 5시)까지는 우리 몸이 최고의 회복기능을 하는 시간이다. 이 시간에는 멜라토닌과 성장 호르몬이 왕성하게 분비되는 시간이며 항산화 노화 방지와 항암 작용및 각종 면역력을 증가시킨다.

다섯째, 규칙적인 유산소 운동을 한다. (운동 편 참조)

여섯째, 물 섭취를 충분하게 한다. (수분 섭취 편 참조) 우리 몸은 70%가 물이다. 우리 몸의 60조~100조 개에 이르는 세포 또한 99%가 물이다. 따라서 인체에 물이 부족하면 병이 올 수밖에 없고, 물 마시기만 잘해도 70%의 병이 예방된다.

일곱째, 좋은 습관으로 바꾸면 건강하고 장수할 수 있다. '현재의 몸 상태나 건강 상태를 만든 것은 바로 나다'라는 것을 깨닫는다면 절반은 치유된 것과 같다. 현대 사회의 복잡하고 바쁜 생활을 하다 보면 과로, 혹사, 무절제와 불규칙한 식생활, 스트레스 등으로 몸이 나빠지거나 질병을 얻게 되면 놀라고 당황하게 된다. 이후부터는 병원 치료, 좋다는 약, 휴식, 절제, 운동, 좋은 식생활 습관, 요양 등 갖가지 치유의 길을 찾게 됨을 주위에서 자주 본다.

21. 면역 세포를 늘리고 활성화해 건강한 몸으로 만든다

(1) 면역 세포의 종류

NK세포, T세포, B세포, 대식세포, 수지상세포 등 면역 세포인 백혈구를 활성화한다. 백혈구 중 대식세포는 우리 몸을 잘 아는 원시적인 형태로 혈액이라는 바다를 헤엄쳐 다니며 B세포의 표식을 보고 혈액 속의 노폐물과 병원체 오염물질을 먹어 치워 혈액을 깨끗하게 한다. 혈액이 오염되면 염증을 일으키거나 식욕을 잃게도 한다.

(2) 면역 세포를 활성화하려면

□첫째, 체온을 높여준다. (운동, 목욕, 반신욕, 족욕 등)

□둘째, 공복 상태를 만들어 준다. 공복 상태가 되면 대식세포는 노폐물, 이물질, 암세포 등을 활발하게 먹어 치운다.

□셋째, 배부르게 먹지 않는다. 혈액 속에 영양소가 풍부해지면 대식세포나 백혈구는 이를 먹고 포만 상태가 된다. 이렇게 되면 병원체가 침입하여, 독소, 암세포가 발생하더라도 이를 충분히 먹어 치울 수 없어 면역력 저하를 가져오게 된다.

□넷째, NK세포를 늘린다. NK세포는, 바이러스에 감염된 세포나 암세포를 직접 파괴하는 면역 세포로 퍼포린(Perforin)을 분비해 감염 세포나 암세포의 세포막에 구멍을 내 여기에 그랜자임(Granzyme)을 내어 이 세포들을 사멸시킨다.
이밖에 다른 면역 세포의 증식을 유도하는 역할을 하는 면역 반응을 일으키는 물질인 케모카인(chemokine)과 사이토카인(cytokine)을 분비할 수도 있다.
특히 NK세포는 암세포의 발생과 전이를 막는 외에도 암이 재발하는 데 중요한 역할을 하는 암 줄기세포를 제어할 수 있는 것으로 밝혀졌다. 학계에서는 이 NK세포를 이용한 항암치료를 계속 연구하여 항암 활성에 중요한 활성화 수용체인 NKG2D, 2B4 등을 발견해 항암 활성을 일으키는 연구도 진행 중이다.

(3) NK세포를 늘리려면

□쾌적한 심신을 만든다. 쾌감 호르몬인 엔돌핀은 NK세포의 먹
이다.

□적당한 운동을 한다. 지나친 운동은 삼가야 한다.

□햇볕 쬐기(일광욕)를 자주 한다. 햇볕을 쬐면 멜라토닌이 생성
되고 멜라토닌은 NK세포를 증가시키는 '인터루킹-2'라는 물질
의 분비를 촉진한다.

□많이 웃고 즐겁게 생활한다. 3시간 웃으면 NK세포는 6배 증
가한다.

□몸과 마음이 좋아하는 일을 한다.

□안심, 쾌감, 평온한 마음을 갖는다.

□불안, 긴장, 공포는 교감신경을 긴장하게 해 NK세포 수를 줄
어들게 한다.

□NK세포의 활성도를 높이는 굴, 새우, 표고버섯 등의 음식을
섭취한다.

(4) T세포

T세포는 병원체가 몸에 들어왔다는 것을 알려주며 병원체를 공
격하기도 한다. T세포(T림프구)는 세포성 면역을 담당하는 림프구
의 일종으로, B세포와 함께 적응성 면역의 주축을 이룬다.

T세포는 다양한 유형으로 존재하며 기능을 수행한다. T세포가
제대로 기능을 못하는 경우, 면역 체계가 전반적으로 무너져 여러
질병에 취약해 진다.

(5) B세포

B세포는 기억 세포다. B세포는 병원체에 특정한 표식을 한다.

골수에서 생산하며, 면역 기억 세포로 비장 림프절 혈액을 따라 움직이며 다시 들어온 세균을 기억했다가 맞춤 공격을 한다. 좋은 예가 예방접종이다.

22. 즐겁게 생활하는 것은 건강을 살리는 지름길이다

근심, 걱정, 염려, 스트레스는 혈관, 모세혈관을 수축시켜 혈액 순환을 나쁘게 하고, 혈액 순환이 나빠지면 코르티손이 발생한다. 이 코르티손은 면역세포인 T세포를 파괴하여 면역기능을 떨어뜨린다.

혈구의 수축은 혈액 순환을 원활하지 못하게해 콜레스테롤이 뭉치고 커져 혈액 순환 장애를 일으켜 혈압이 올라 고혈압과 중풍의 원인이 되게도 한다.

면역세포인 T세포는 척수에서 만들며 바이러스를 발견하면 공격 사멸 배설시키는 일을 한다. 이 T세포를 죽이는 코르티손이 근심, 걱정, 염려 때문에 생기므로 기뻐하고 즐거워하면서 생활해야 한다.

☐ 즐겁고 기뻐하는 생활을 하려면

첫째, 감사하는 마음을 갖는다.

둘째, 부지런히 일하며 성취감을 갖는 기쁨을 느낀다.

셋째, 긍정적이며 느긋한 마음을 갖고 즐겁게 생활한다.

넷째, 충분한 휴식을 취한다.

다섯째, 슬픈 일은 생각하지 않는다.

여섯째, 많이 대화하며 많이 웃는다.

일곱째, 사람 만나는 것을 좋아하자.

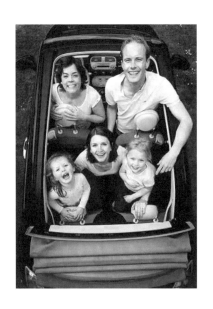

23. 인생 최고의 성공은 건강이다

'건강을 잃으면 모든 것을 잃는다.'

생명은 유한하고 영원할 수 없다. 또한 우리는 지금 살아온 시간과 순간을 끊임없이 과거로 보내고도 인생의 유한함을 잊는다.

건강한 미래는 실천하기에 따라 다르다. 숫자의 나이보다 건강 나이가 중요시되는 시대이다. 누구나 좋은 습관을 실천하면 건강하고 면역력 좋은 몸을 만들 수 있고, 천수(天壽)를 누릴 수 있기 때문이다.

'건강은 스스로 만들어 가는 것'이다.

건강이야말로 인생 최고의 성공이기 때문이다.

건강을 지켜주는 음식궁합

음식궁합

함께 먹으면 좋은 음식

1. 불고기와 들깻잎
2. 스테이크와 파인애플
3. 돼지고기와 표고버섯
4. 돼지고기와 새우젓
5. 닭고기와 인삼
6. 닭고기와 잉어
7. 간과 우유
8. 추어탕과 산초
9. 복어와 미나리
10. 조개탕과 쑥갓
11. 생선회와 생강
12. 잉어와 팥
13. 굴과 레몬
14. 우거지국과 선지
15. 아욱과 새우
16. 두부와 미역
17. 콩국과 국수
18. 딸기와 우유
19. 옥수수와 우유
20. 커피와 치즈
21. 된장국과 부추
22. 쌀과 쑥
23. 시금치와 참깨
24. 그린 셀러드와 양파
25. 녹즙과 식초
26. 토란과 다시마
27. 약식과 대추
28. 냉면과 식초
29. 당근과 식용유
30. 매실과 차조기
31. 죽순과 쌀뜨물
32. 인삼과 벌꿀
33. 수정과와 잣
34. 초콜렛과 아몬드
35. 소주와 오이
36. 홍어와 막걸리
37. 콩과 식초
38. 감자와 치즈
39. 카레와 요구르트
40. 새우와 표고

함께 먹으면 나쁜 음식(금기식)

1. 장어와 복숭아 : 설사
2. 오이와 무우 : 비타민 C파괴
3. 김과 기름 : 기름발라 유통된것. 좋지않음
4. 도토리묵과 감 : 변비, 빈혈증, 소화흡수장애
5. 토마토와 설탕 : 비타민 B파괴
6. 커피와 크림 : 지방과 콜레스테롤 많음
7. 당근와 오이 : 비타민 C 파괴
8. 게와 감 : 소화불량, 식중독
9. 조개와 옥수수 : 배탈
10. 문어와 고사리 : 소화불량
11. 메밀과 우렁 : 소화불량
12. 팥과 소다 : 비타민B파괴
13. 간과 수정과 : 빈혈, 냉증수반
14. 미역과 파 : 칼슘흡수방해
15. 선짓국과 홍차 : 철분흡수반감
16. 치즈와 콩 : 인산칼슘손실
17. 시금치와 근대 : 신석증, 담석증유발
18. 우유와 소금 : 설탕, 비타민B1 손실
19. 김과 소금 : 성인병, 고혈압
20. 산채와 고추가루 : 산채맛상실
21. 동물간과 곶감 : 빈혈, 냉증수반
22. 로얄제리와 매실 : 영양파괴
23. 홍차와 꿀 : 영양손실
24. 스테이크와 버터 : 콜레스테롤증가

PART 01

함께 먹으면 좋은 음식

❑ 육류

1. 돼지고기와 새우젓

돼지고기의 주성분은 단백질과 지방이다. 단백질이 소화되면 펩타이드를 거쳐 아미노산으로 바뀌는데, 이때 필요한 것이 단백질 분해효소인 프로테아제다. 새우젓은 발효되는 동안에 많은 양의 프로테아제가 생성되어 소화제 구실을 한다. 또한 새우젓에는 강력한 지방분해 효소인 리파아제가 함유되어 있어 기름진 돼지고기의 소화를 돕는다. 돼지고기와 새우젓은 맛의 조화는 물론 합리적인 음식 배합이다.

2. 돼지고기와 표고버섯

표고버섯은 고단백 고지방인 돼지고기와 잘 어울린다. 첫째, 양질의 섬유질이 많아 콜레스테롤이 체내에 흡수되는 것을 억제한다. 둘째, 에리타데닌이라는 물질이 들어 있어 혈압을 낮추는 효능이 있다. 셋째, 항암효과 입증 (렌티날 외 6종류의 다당체). 넷째, 면역기능을 항진하는 KS-2 함유, 그 외 비타민D 함유, 콜레스테롤을 떨어뜨리는 효능 등이다.

3. 닭고기와 옻

『동의보감』에 옻을 다음과 같이 소개한다.

옻은 성질이 따뜻하고 어혈을 풀어 주는데 독이 조금 있다. 옻은 몸을 따뜻하게 하고 골수를 충족시키므로 남성들의 정력을 높인다는 말이 생기게 되었다. 옻을 닭과 함께 끓여 먹는 옻닭은 정력을 높이는 강장 식품으로 알려졌다.

4. 닭고기와 인삼

닭고기는 근육섬유가 가늘고 연하며 담백하고 소화 흡수가 잘된다. 메치오닌과 라이신 등 필수아미노산의 함량은 쇠고기보다 높다.

인삼의 효능은 수천 년 동안 만병통치의 영약으로 알려져 왔다. 『신농본초경』에는 인삼의 효능을 '체내의 오장을 보하며, 정신을 안정시키고 오래 복용하면 몸이 가뿐하게 되고 수명이 길어 진다'고 기록했다.

5 닭고기와 잉어

닭과 잉어는 고단백 식품이다. 닭은 단백질이 21%이고 잉어는 22%이다. 잉어와 닭은 아미노산의 상승효과가 매우 높다.

잉어에는 혈중 콜레스테롤을 낮춰주는 불포화 지방산이 3.79%나 들어 있고, 용봉탕에는 표고, 석이, 목이버섯을 쓰기 때문에 산성을 중화하며 콜레스테롤의 저하 효과를 볼 수 있다.

6 고기와 겨자

스테이크, 생선회 등에는 겨자가 이용된다. 겨자는 몸이 찬 사람에게는 좋은 식품이나 위장이 약한 사람은 가급적 먹지 않는 것이 좋다.

7. 고기와 키위

질긴 고기 위에 얇게 썬 키위를 20분간 올려놓으면 고기가 연해진다. 키위를 매일 1개씩 아침 식전에 먹으면 변비가 없어진다.

8. 불고기와 들깻잎

고기의 주성분은 단백질이고, 들깻잎에는 칼슘, 무기질, 비타민 A. C와 엽록소가 많이 들어 있어 세포 부활, 지혈, 상처치유, 항알레르기, 식욕부진, 설사, 변비 등에 효과가 있고, 특히 면역력에 좋은 비타민 C가 많이 들어 있다.

9. 스테이크와 파인애플

파인애플에는 구연산과 사과산이 0.5~3% 함유되어 있어 소화가 잘된다..

10. 보신탕, 들깨, 방아

들깨 가루는 콜레스테롤치를 떨어뜨리는 불포화 지방산이 많기 때문에 개고기와 잘 맞으며 방아는 누린내를 없앤다. 방아잎이 없을 때는 들깻잎을 써도 된다.

11. 양고기와 박하

양고기에 대표적인 향신료는 박하다

12. 육회와 배

고기를 많이 먹으면 변비에 걸릴 수 있다. 고기를 먹을 때 배를 함께 먹으면 변비를 예방한다.

13. 우거지와 선짓국

선지는 철분이 많아 빈혈에 좋다. 많이 먹으면 변비가 올 수도 있다. 무 잎과 같은 우거지에는 비타민A의 모체가 되는 카로틴과 엽록소가 많아 조혈 촉진, 세포 부활, 지혈, 항알레르기 등 생리작용을 한다.

14. 선짓국과 콩나물

선짓국은 몸에 흡수되기 쉬운 철분이 많을 뿐 아니라 영양이 균형 잡혀 매우 좋다. 콩나물에는 비타민 C, 아미노산으로 아스파라긴산이 있어 알코올 분해를 촉진하여 숙취의 예방과 제거에 효과가 있다.

15. 설렁탕과 깍두기

설렁탕은 깍두기와 궁합이 잘 맞는다. 설렁탕의 누린내를 제거하고 소화를 돕는 효과가 매우 높다.

16. 쇠고기와 두릅

동물성 식품과 식물성 식품을 잘 조화시킨 쇠고기 두릅 산적은 궁합이 매우 잘 맞는 음식이다.

❏ 곡류, 채소류

1. 쌀과 쑥

쑥에는 치네올이라는 정유(精油)가 있어 향이 독특하고 소화액의 분비와 쌀에 부족한 영양분을 공급한다.

2. 토마토와 튀김

토마토는 비만, 당뇨병, 고혈압 등 성인병에 탁월한 효능이 있다.

비티민 C와 루틴이 혈압을 낮추며 인체의 생리작용과 모세혈관을 튼튼하게 한다. 매일 공복에 1~2개를 먹으면 고혈압과 안저출혈 예방에 효험이 있다. 고기나 생선, 튀김을 먹을 때에도 토마토의 소화 촉진 성분인 효소, 비타민 B 등인데 토마토의 풍부한 펙틴도 장의 활동을 원활하게 해 준다.

3. 오곡밥

오곡밥은 벼, 보리, 조, 수수, 콩으로 비타민, 단백질 등 영양의 균형이 좋고 영양가의 상승을 가져온다.

4. 찐빵과 팥소

팥에는 비타민 A와 B2, 나이아신, 칼슘, 인, 철, 식이성섬유 등을 가지고 있어 영양의 균형과 원기회복에도 좋다.

5. 메밀국수와 무

메밀가루는 루틴의 성분이 들어 있어 모세혈관을 튼튼하게 하고 변비에 효과가 좋다. 또한 고혈압에는 메밀국수 삶은 물이 좋다.

6. 청국장과 신김치

청국장의 감칠맛과 유기산이 많은 신김치는 상큼한 맛과 배추의 섬유질이 첨가되어 정장 효과를 높일 수 있다.

7. 콩과 국수

밀가루에 적은 필수아미노산이 콩에는 3~5배나 들어 있다. 또한 콩은 비타민 B1, B2와 A, D도 들어 있어 영양 보완이 매우 좋다.

8. 가지와 기름

가지는 고혈압, 모세혈관 보호, 암 예방 등 성인병 예방과 기름을 흡수하는 성질이 있어 소화 흡수가 잘 된다.

9. 시금치와 참깨

참깨는 시금치에 부족한 단백질, 지방, 칼슘, 비타민 B뿐만 아니라 결석이 생기는 것을 예방해 준다.

10. 스파게티와 올리브유

올리브유는 혈액에도 매우 좋고 응고를 막아준다. 인체에 유익한 HDL 콜레스테롤의 비율을 높여 혈관 건강에도 좋다. 또한, 심장발작과 뇌졸중을 예방하기도 한다.

11. 녹즙과 식초

식초를 녹즙에 섞으면 녹즙에 많은 비타민의 파괴를 막는다.

12. 약식과 대추

약밥에는 다양한 재료가 들어가는 전통 음식이다. 대추의 철분, 칼슘, 섬유질은 쇠약한 내장을 회복시키고 이뇨, 강장·강정 효과와 함께 식품 성분의 조화를 이루어 준다.

13. 냉면과 식초

메밀은 변비와 고혈압에 매우 좋은 식품이다.

땀 흘린 후 새콤한 음식은 피로를 풀어 준다. 식초는 조미료이면서 피로회복과 식중독의 위험을 줄여준다. 공업용 빙초산은 해로우며 질 좋은 양조용 식초를 먹어야 한다.

14. 당근과 식용유

비타민A와 카로틴은 열에 비교적 강하다.

당근은 날로 먹지 말고 익히거나 기름을 이용, 가열하여 먹는 것이 영양 효과를 향상시킨다.

15. 마와 달걀의 노른자위

마는 비장을 튼튼하게 하는 라아제와 카탈라아제 등 효소가 풍부해 달걀의 노른자위와 함께 먹으면 영양소의 흡수가 매우 높다.

16. 당근, 오이, 식초

당근은 카로틴, 비타민, 칼륨, 식이성섬유 등이 많고, 호박산과 칼륨은 혈압을 내리게 하는 녹황색 채소 중의 으뜸이다. 오이는 호흡기 점막보호, 감기 예방, 야맹증, 결막염 등 예방에 좋다. 일반 채소에 오이를 섞을 때 식초를 많이 치면 카로틴이 파괴되지만, 적정량은 비타민 C의 손실을 막을 수 있다.

17. 김치와 고구마

찌거나 구운 고구마에는 김치가 잘 어울린다. 배추에는 나트륨이 거의 없지만 김치에는 소금과 젓갈을 쓰기 때문에 나트륨이 풍부하다.

18. 더덕과 고추장

더덕구이는 향기롭고 매우 감칠맛이 나는데 이때 고추장과 궁합이 잘 맞는다.

19. 마늘과 식초

마늘 장아찌는 살균력과 자극성 냄새가 줄어도 생리 활성물질인 스코르디닌은 변하지 않고 비타민, 무기질의 손실도 거의 없다.

20. 보쌈과 김치

김치에는 비타민A, B, C와 카로틴, 무기질이 골고루 들어 있다.

또한 김치의 유산균은 정장 효과가 있고, 신맛은 김치의 특성을 잘 살려준다.

21. 인삼과 벌꿀

꿀은 만병통치의 효능을 가진 식품이다. 피로회복과 신체를 보(補)하고 노인이나 위장이 약한 사람에게 좋은 강장 식품이다.

22. 팥죽의 새알심

팥은 이뇨와 변통의 효과가 뛰어나고 껍질에 함유된 사포닌과 식이 섬유는 신장병, 심장병, 각기병 등에 의한 부종과 변비 해소를 돕는다.

23. 인삼과 오미자

오미자는 자양강장제로 쓰기도 하며, 폐를 돕는 효능이 있어 담이 들어 목이 쉬었을 때, 진해·거담·갈증에 효과가 있으며, 땀과 설사를 멈추게 하는 데에도 쓰인다.

24. 두부와 깨소금

두부는 소화가 잘되는 식품이며 깨소금도 장을 편안하게 해 준다.

25. 두부와 미역

콩에는 5종의 사포닌을 포함해 우수한 양성분을 함유하고 있다.
지나치게 먹으면 몸 안의 요오드가 빠져나갈 수 있다. 요오드가 부족하면 갑상선 호르몬인 티록신이 잘 만들어지지 않는다. 요오드가 풍부한 식품이 미역, 김 등 해조류다. 또한 미역은 정장 작용뿐 아니라 혈압을 낮추기도 한다.

26. 된장국 속의 부추

된장국에는 식욕 증진과 우수한 단백질 및 항암효과가 있다.

부추에는 비타민A와 C, 식이 섬유가 많고 고유한 향이 있어 된장에 잘 어울린다.

27. 라면과 녹색 채소

짭짤한 라면은 혈압상승의 요인이 될 수 있다. 녹색 채소를 많이 먹으면 칼륨으로 나트륨을 상쇄시키는 효과를 얻을 수 있다.

28. 취나물과 깨두부

취나물은 비타민A의 모체가 되는 카로틴과 비타민 B 복합체가 들어 있고 칼슘과 철분 등이 골고루 들어 있다. 두부 요리를 할 때는 간장의 기능을 높이고 증진시키기 위해 참깨 볶은 것을 으깨서 함께 먹는 것이 좋다.

29. 초콜릿과 아몬드

아몬드 속의 지방에는 인지질인 레시틴이 많아 초콜릿의 테오브로민이뇌나 중추 신경에 주는 지나친 자극을 중화 억제한다.

30. 녹두묵, 미나리, 김

묵은 대부분 전분인 식품으로 영양 면에서 단점이 많다. 김과 미나리로 비타민과 무기질을 보충해 주는 것이 좋으며, 시각적으로도 식욕을 증진 시킨다. 녹두묵은 봄에, 도토리묵은 여름과 가을에, 메밀묵은 겨울에 제맛이 난다.

31. 곶감, 호두, 잣

호두에는 콜레스테롤 수치를 낮춰주는 불포화 지방산이 60% 이상 들어 있어 곶감이 가지고 있는 변비 걱정을 없애는 효과가 있어 곶감과 잘 어울리는 궁합이다,

❑ 어패류

1. 복어와 미나리

복어는 고단백 식품으로 비만, 당뇨, 간장질환, 음주 후 해장국으로 좋다. 미나리는 피를 맑게 하고, 혈압, 일사병, 해독, 해열, 등 신진대사를 촉진하는 등 서로 보완관계에 있는 식품이다.

2. 아욱과 새우

새우는 신장을 보한다. 이처럼 훌륭한 강장 식품이지만 비타민A와 C는 거의 없다. 아욱은 비타민A와 C 및 섬유질이 풍부한 알카리성 식품으로 궁합이 잘 맞는다

3. 굴과 레몬

굴에 레몬즙을 떨어뜨리면 첫째, 나쁜 냄새가 가시고, 둘째, 구연산이 세균의 번식을 억제하고, 셋째, 무기질인 철분의 흡수 이용률이 향상된다.

4. 생선회와 생강

생강 썬 것을 함께 먹으면 식중독과 살균 예방 효과가 있다.

5. 생선 초밥과 고추냉이

고추냉이 뿌리에는 전분 분해효소인 아밀라아제가 함유되어 소화를 돕고 살균효과도 있으며 식중독 예방에도 좋다.

6. 연어와 생후추

후추는 위액의 분비를 촉진 시키고, 소화, 설사, 콜레라 등의 치료에도 이용되었다.

7. 자라와 구기자

자라탕은 양질의 단백질과 필수 아미노산인 비타민 B1 B2 등이 풍부하다. 자라는 산성식품이므로 알카리성이 강한 구기자와 궁합이 잘 맞는다.

8. 재첩과 부추

부추는 비타민A의 모체인 베타카로틴이 매우 많다. 이 카로틴은 비타민 C와 달리 내열성이 좋아 재첩국과 궁합이 잘 맞는다.

9. 조개탕과 쑥갓

위장이 약해 소화력이 떨어지면 조개탕 국물이 좋다. 조개를 끓인 국물의 시원한 맛은 타우린, 베타인, 아미노산, 핵산류, 호박산 등이다. 쑥갓에는 조개류에 적은 칼슘, 비타민A. C가 많고 엽록소가 많아 궁합이 잘 맞는다.

10. 가자미와 무

가자미와 무는 궁합이 잘 맞는다. 가자미의 단백질이 분해되어 맛과 소화성이 매우 높다.

11. 고등어와 무

등푸른생선에는 함유황 아미노산의 한가지인 타우린이 들어 있는데 콜레스테롤 수치를 감소시키고 심장을 보호하며 간장의 해독 작용을 돕는다. 당뇨병에도 매우 좋은 식품 조합이다.

12. 멸치와 풋고추

최근에 베타카로틴이 항암효과가 있는 것으로 밝혀졌으며, 이 베타카로틴의 흡수를 도와주는 것이 담즙과 지방임이 밝혀졌다.

멸치 조림을 할 때 참기름을 쓰며 멸치에도 지방 성분이 있기 때문이다. 풋고추의 베타카로틴 또한 항암효과를 높인다.

13. 추어탕의 산초

미꾸라지는 칼슘과 무기질의 보고다. 산초는 상쾌한 향이 있어 비린내를 제거한다.

❑ 유제품류

1. 딸기와 우유

딸기에 부족한 단백질, 지방을 우유에서 보충할 수 있어 영양의 균형을 이룬다.

2. 옥수수와 우유

옥수수나 가공한 옥수수 식품을 먹을 때는 영양분이 우수한 우유가 영양의 균형을 잡아준다.

3. 감자와 치즈

치즈는 비타민A, B1, B2, 나이아신, 칼슘, 인 등이 풍부해서 감자와 잘 어울리며 서로 보완 작용이 있어 영양의 상승효과가 매우 높다.

❑ 술과 안주류

1. 홍어와 막걸리

홍어는 지방분이 적어 변질이 심하지 않다. 막걸리는 입안 가득 히퍼지는 암모니아의 자극을 중화시키는 데 안성맞춤이다.

2. 소나무 순 술

솔잎에는 엽록소, 비타민, 무기질이 풍부하며 정신을 맑게 하는 효능이 있다. 데르펜 성분이다. 소나무와 잣나무로 만든 술에는 이 향기와 맛이 있다.

3. 소주와 오이

소주의 자극취가 가시고 맛이 순해진다. 술은 칼륨 배설이 많아 오이의 칼륨 성분을 보충해 준다.

4. 술과 해장국

예전에는 무청이나 배춧잎을 엮어 햇볕에 말려 두었다가 토장국

을끓여 먹었다. 토장국은 반드시 쌀뜨물에 끓여야 섬유질도 매우 부드러워지고 구수한 맛이 더 우러난다. 술과 해장국은 궁합이 매우 잘 맞는다.

5. 백포도주와 달팽이 요리

달팽이의 *끈끈*한 점액질은 '뮤신'인데 이것은 뮤코이드라는 물질로 당질과 단백질이 결합된 당단백질이다. 주성분은 콘드로이친 황산이다.

콘드로이친 의 작용은 혈관, 내장에 윤기를 더해주고 세포가 젊어지며 노화 방지, 강정, 강장 효과가 있다. 프랑스 사람들은 달팽이 요리를 제일로 꼽는다.

6. 백포도주와 생선

백포도주는 차게 해서 마셔야 산뜻한 맛이 살아나고, 적포도주는 실온에서 마셔야 부드러운 맛을 느낀다. 육류보다 생선이나 조개류와 곁들여 마실 때 고유한 맛과 풍미를 살릴 수 있다.

7. 적포도주와 고기 요리

적포도주에 많은 폴리페놀 성분은 항암 작용이 있음이 밝혀졌다. 많이 마시면 편두통을 일으키고 통풍이 있는 사람은 한두 잔으로 조절해야 한다. 육류와 함께 먹으면 타닌 성분과 폴리페놀 성분 때문에 느끼하지 않게 먹을 수 있다.

8. 적포도주와 치즈

지방과 단백질이 많은 치즈는 적포도주와 마시면 맛과 향의 조화를 느낄수 있다.

❑ 차류

1. 수정과와 잣

수정과는 담이 많고 기침이 많을 때, 만성기관지염에 좋다.

잣의 지방과 철분은 곶감의 변비와 빈혈을 예방하는 효과가 있다.

2. 모과차와 유자

모과는 칼슘, 칼륨, 철분과 무기질이 풍부한 알카리성 식품이다. 떫은맛은 타닌 성분으로 피부를 오그라들게 하는 작용이 있어 설사에 효과적이다. 여기에 유자청을 곁들이면 맛이 상큼해질 뿐만 아니라 비타민 C도 보완된다.

3. 감잎차와 유자

감잎에는 섬유질, 단백질, 엽록소, 비타민, 무기질이 많다.

여기에 유자청이나 매실청을 한쪽 띄우면 새콤달콤한 맛이 가미되어 맛이 더 좋아진다.

4. 커피와 치즈

자극성이 강한 커피와 단백질, 지방이 많은 치즈를 함께 먹으면 위벽과 소화기관을 보호해 준다.

5. 홍차와 레몬

홍차는 비타민 C가 많은 녹차를 발효시켜 만든 차로 비타민 C가 파괴되는 결점이 있다. 레몬을 넣으면 비타민 C의 보충과 홍차 고유의 맛을 높여준다.

6. 사과식초와 꿀

사과식초에는 초산, 사과산, 호박산, 구연산 등 유기산과 아미노산, 미네랄을 함유하고 있다. 사람이 먹는 식품 중 당질이나 지방은 체내에 흡수되어 포도당으로 변하고 구연산 사이클이라는 과정을 거쳐 분해된다. 과격한 운동을 하면 구연산 사이클이 에너지 발생을 미처 따라가지 못해 포도당에서 피로물질인 유산이 근육 내에 만들어져 근육피로, 어깨결림, 근육통이 일어난다. 이때 사과식초를 먹으면 구연산 사이클에 합류하여 피로해지지 않고 활동적인 몸이 된다. 꿀은 자극적인 신맛을 중화하고 맛을 좋게 한다.

PART 02

함께 먹으면 나쁜 음식

❑ 육류

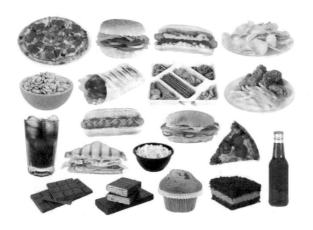

1. 동물의 간과 곶감

식품 중 철분 흡수가 방해되면 빈혈이 생기고 몸이 차가워질 수 있다. 간 요리를 먹고 곶감을 먹으면 음식 궁합이 안 맞는다. 이유는 타닌은 철분과 결합하면 타닌산철이 되는데 이것은 결합이 매우 단단하여 몸에서 분해되지 않고 그대로 배설된다.

2. 보신탕과 마늘

폐결핵 환자나 중환자들은 소화기계가 약하거나 간이 약한 경우가 많은데, 이런 사람들이 고기를 먹을 때 생마늘을 먹으면 오히려 몸에 부담을 주고 시력이 떨어지기도 한다. 궁합이 맞지 않기 때문이다.

3. 스테이크를 구울 때 쓰는 버터

요즘은 건강을 생각해서 버터 대신 식물성 기름을 쓰는 경우가 많아졌다.

4. 간과 수정과

간은 각종 영양소가 풍부하다. 간을 먹고 수정과를 먹으면 곶감의 타닌 성분과 결합해서 흡수 작용을 방해한다. 빈혈이 있는 사람에게는 감이 나쁘며 몸이 차가워지는 원인이 된다.

❑ 생선 • 어패류 • 해조류

1. 게와 감

감의 떫은맛인 타닌 성분은 피부를 오그라들게 하는 성분 때문에 위장에 자극을 주는 경우가 있다. 게는 미생물의 번식이 잘되는 고단백 식품으로, 보기와 다르게 식중독균의 수가 증가하기 때문에 잘못 먹으면 배탈을 일으키는 일이 많다.

2. 김과 소금

김은 소금을 바르지 않고 먹어야 제맛을 음미할 수 있다. 또한 성인병을 예방하고 많이 먹을 수 있어 영양 흡수에도 좋다.

3. 장어와 복숭아

장어를 먹고 복숭아를 먹으면 설사를 하기 쉽다. 그 이유는 장어의 지방 성분이 소화에 이상을 초래하기 때문이다. 지방은 단백질과 달리 위에 머무는 시간이 길고, 소장에서 소화 효소인 리파아제의 작용을 받아 소화된다.

복숭아에 함유된 유기산은 위에서 변하지 않으며 십이지장을 거쳐 소장에 도달한다. 십이지장과 소장은 위와는 달리 알카리성이다. 그러므로 새콤한 유기산은 장을 자극해 지방이 소화되기 위해 유화되는 것을 방해하므로 설사를 일으키기 쉽다.

4. 조개와 옥수수

조개를 먹고 소화성이 떨어지는 옥수수를 먹으면 배탈이 나는 일이 많다. 조개와 옥수수는 조직이 단단해 소화성이 떨어지는 식품이다.

5. 문어와 고사리

문어는 고단백 식품이기는 하나 소화에 부담을 준다. 고사리는 섬유질이 3% 이상이어서 위장이 약한 경우, 소화 불량을 초래하기 쉽다.

6. 미역과 파

섞어 먹어서 안 되는 식품 중에는 미역과 파가 있다.

미끈미끈한 미역국에 미끈미끈한 파를 섞으면 혀의 미뢰세포(味蕾細胞) 표면을 뒤덮어 버린다. 그렇게 되면 음식 고유의 맛을 느끼기 어렵고 영양의 문제뿐 아니라 각각 가지고 있는 물리성 배합이 서로 맞지 않게 된다. 또한 파에는 인과 유황이 많아 미역국에 섞으면 미역의 칼슘 흡수를 방해한다. 그래서 미역국에 파를 넣으면 맛과 영양을 떨어뜨린다.

❏ 곡류 • 채소류

1. 도토리묵과 감

도토리는 녹말과 타닌 성분을 가지고 있다. 도토리묵을 먹고 후식으로 감이나 곶감을 먹으면 타닌이 많은 식품을 곁들여 먹어 변비가 심해질 뿐 아니라 빈혈증이 나타나기 쉽다. 적혈구를 만드는 철분이 타닌과 결합해서 소화 흡수를 방해하기 때문이다.

2. 메밀과 우렁이

우렁이는 단백질이 풍부한 식품이나 조직이 단단해서 꼭꼭 씹어 먹지않으면 소화성이 좋은 메밀국수를 함께 먹어도 소화 불량이 되기 쉽다.

3. 산나물과 고춧가루

산채 나물에는 기름, 깨소금, 간장 등을 사용해 맛을 낸다. 여기에 고춧가루를 넣는 것은 산채 고유의 풍미를 맛볼 수 없다.

4. 샐러드와 마요네즈

채소를 먹는다고 수분이 90%나 되는 샐러드에 마요네즈를 많이 넣어 먹는 것은 좋지 않다.

5. 시금치와 근대

시금치는 영양가가 풍부한 채소이기는 하나 '옥살산'이 대단히 많다. 이것은 인체 내에서 수산석회가 되면 결석이 만들어진다. 근대에는 수산이 많으므로 시금치와 함께 먹을 때는 신석증이나 담석증에 걸릴 수 있다. 이 옥살산을 물에 으깨어 씻거나 삶으면 많은 양이 분해된다.

6. 토마토에 가미한 설탕

토마토에 설탕을 넣으면 영양 손실이 커진다. 토마토가 가지고 있는 비타민 B는 인체 내에서 당질대사를 원활히 하여 열량 발생 효율을 높인다. 설탕을 넣은 토마토를 먹으면 비타민 B가 설탕 대사에 밀려 그 효과를 잃는다.

7. 당근과 오이

당근은 비타민A의 모체인 카로틴이 많다. 그러나 비타민 C를 파괴하는 '아스코르비나제'를 오이도 마찬가지로 가지고 있다. 생채를 만들 때 오이와 당근을 섞는 것은 좋지 않다. 그러나 '아스코르비나제'는 산에 약한 성질을 가지고 있으므로 생채를 만들 때 식초를 미리 섞으면 비타민 C의 파괴를 방지할 수 있다.

8. 치즈와 콩 종류

치즈는 단백질과 지방이 풍부한 영양 식품이다. 콩도 고단백 고지방 식품이기는 하나 칼슘보다 인산의 함량이 월등히 많다. 치즈와 콩류를 함께 먹으면 인산칼슘이 만들어져 빠져나간다.

9. 팥 삶을 때 넣는 소다(중조)

팥은 단백질이 21%, 당질이 56%이고 곡물 중 비타민 B1이 많다. 그러나 단단해서 오래 푹 삶아야 한다. 빨리 익히려고 소다, 즉 중조를 넣고 가열하는 과학적 방법이 생겨났다. 빨리 무르기는 하나 비타민 B1이 소다와 만나 파괴되므로 옳은 방법이 아니다.

❏ 차 종류와 기타

홍차와 꿀

홍차에 꿀을 타면 영양 손실이 생겨 좋지 않다. 홍차 성분 중의 떫은 맛 성분인 타닌이 꿀의 철분과 결합해서 인체가 흡수할 수 없는 타닌산철로 변하기 때문이다. 홍차와 꿀은 궁합이 안 맞는다.

2. 로얄제리와 매실

서로 다른 특성을 가지고 있는 로얄제리와 매실을 함께 먹거나 섞어 먹으면 로얄제리의 활성물질이 산도의 갑작스러운 변화를 받게 된다. 그렇게 되면 로얄제리의 효과는 없어지고 매실의 특성도 약화 된다.

3. 맥주와 땅콩

땅콩을 보관이나 저장을 잘못하면 인체에 매우 해로운 것으로 바뀐다는 사실이 최근에 밝혀졌다. 땅콩의 속껍질을 벗겨서 공기에 노출하면 지방이 산화되어 유해한 과산화지질이 만들어지기 쉽다. 이뿐만 아니라 고온다습한 환경 속에서는 배아 근처에 검은 곰팡이가 피는데 그렇게 되면 '아풀라톡신'이라는 성분이 만들어진다.

이 '아풀라톡신'은 간암을 유발하는 발암성 물질이다.

4. 포도주와 식초

포도주와 식초는 궁합이 잘 안 맞는다. 포도주를 오래 두면 곧 장식초로 변한다. 식초는 포도주가 변한 것이어서 궁합이 안 맞는다.

5. 커피와 크림

뚱뚱한(비만) 사람은 커피를 마실 때 크림과 설탕을 빼고 마셔야 한다. 또 커피의 은은하고 깊은 향기와 맛을 음미하려면 프림이나 크림등을 넣지 않는 것이 좋다.

6. 선짓국을 먹고 홍차를 마시면

해장국인 선지는 고단백에 철분이 많아 빈혈 치료에 특효를 가진 식품이다. 선짓국이나 순대를 먹고 녹차나 홍차를 마시게 되면 철분의 이용도가 반감된다. 타닌산철이 만들어지기 때문이다.

7. 우유, 소금, 설탕

우유에는 알맞은 염분이 들어 있고, 짜게 먹으면 건강상 문제가 있다. 설탕을 넣으면 단맛 때문에 비타민 B1의 손실이 커진다.

8. 라면, 햄버거, 콜라

햄버거를 먹고 콜라를 마시는데 영양학적으로 살펴본다면, 이것은 칼슘의 결핍을 초래한다. 우유를 마시는 것이 더 합리적이다.

참 고 문 헌

* 장수 노인의 건강 생활에 미치는 요인에 관한 연구(95세 이상을 중심으로). 심현국. 웨스트민스터신학대학원 대학교 자연치유 교육학전공 박사학위논문. 2018년
* 만성염증을 치유하는 한 접시 건강법. 이경미 지음. 판미동. 2019년 10월 8일
* 의사가 말하는 자연치유력. 가오시마아키라 지음. 이진원 옮김. 삼호미디어. 2014년
  * 내 몸을 살리는 면역의 힘. 아보도오루 오니키 유타카 지음 이진원 옮김. 부광. 2007년 11월 20일
* 노벨의학상이 찾아 낸 불로장생의 비밀, 『텔로미어』, 마이클 포셀, 그레타 블랙번, 데이브 워이 내로우스키. 옮긴이 심나라. ㈜쌤앤파커스. 2014년
* 꽃차 테라피 참여를 통한 심리적 안정과 치유효과가 성인의 삶의 질에 미치는 영향. 박미정. 웨스트민스터신학대학원 대학교 보건치유 교육학전공 박사학위 논문. 2016년 6월
* 건강과 식생활. 우홍정. 지식과 감성. 2014년 6월 10일
* 병 없이 건강하게 사는 100세 습관. 이시하라 유미. 홍성민 옮김. 더난출판. 2013
* 내 몸 살리는 면역 건강법. 신성호 지음. 위닝 북스. 2017. 9월
* 음식 궁합 찰떡궁합. 로하스 365팀 엮음. 사람 사이로. 2015년 11월
* 음식 궁합. 유태종 박사 저. 도서 출판 둥지. 1996년
* 장수한 영조의 식생활. 주영하 지음. 한국학 중앙연구원 출판부. 2014년 6월 10일
* 환자 혁명. 조한경 지음. 에디터. 2017년 11월 11일
* 한 권으로 읽는 동의보감. 신동원 · 김남일 · 여인석 지음. 도서출판 들녘. 1999년 3월
* 자연치유 건강요법(건강하게 10년 살기 쉽지 않다). 윤기선. 도서출판 라온. 2019년 3월
* 백년을 살아보니. 김형석 지음. ㈜ 알피스페이스. 2016년 8월 1일
* 이제마의 사상체질. 전수길 지음. 황금알. 2018년 11월 17일
* 8 체질과 사상의학으로 풀어보는 몸. 배철환 지음. 산해. 2002년 3월 10일
* 내 몸에 꼭 맞는 사상체질 건강요리. 김수범 지음. 한방미디어.2002년 10월
* 하루 한 끼 공복의 힘. 이시하라 유미 지음. 이근아 옮김. 도서출판 이아소. 2012
* 두산백과 / 지식백과